安徽非物质文化遗产丛书

传统医药卷

沛隆堂程氏内科

安徽省文化和旅游厅　组织编写

主　编　李济仁

副主编　黄　辉　王　鹏

程剑峰◎编著

APGTIME
时代出版

时代出版传媒股份有限公司
安徽科学技术出版社

图书在版编目（ＣＩＰ）数据

沛隆堂程氏内科 / 程剑峰编著. --合肥:安徽科学技术出版社,2020.7
（安徽非物质文化遗产丛书.传统医药卷）
ISBN 978-7-5337-8241-2

Ⅰ.①沛⋯　Ⅱ.①程⋯　Ⅲ.①中医内科学-中国-古代　Ⅳ.①R25

中国版本图书馆 CIP 数据核字(2020)第 086505 号

沛隆堂程氏内科　　　　　　　　　　　　　　　　　　　　　程剑峰　编著

出 版 人：丁凌云　　选题策划：蒋贤骏　余登兵　　策划编辑：王　宜
责任编辑：汪海燕　　责任校对：李　茜　　　　　　责任印制：梁东兵
装帧设计：武　迪

出版发行：时代出版传媒股份有限公司　http://www.press-mart.com
　　　　　安徽科学技术出版社　　　　　http://www.ahstp.net
（合肥市政务文化新区翡翠路 1118 号出版传媒广场,邮编:230071)
电话：(0551)63533330

印　　制：合肥华云印务有限责任公司　　电话:(0551)63418899
（如发现印装质量问题,影响阅读,请与印刷厂商联系调换）

开本：710×1010　1/16　　印张：11　　　　字数：220 千
版次：2020 年 7 月第 1 版　　2020 年 7 月第 1 次印刷

ISBN 978-7-5337-8241-2　　　　　　　　　　定价：48.00 元

安徽非物质文化遗产丛书
出版委员会

丛 书 前 言

皖地灵秀,文脉绵长;风物流韵,信俗呈彩。淮河、长江、新安江三条水系将安徽这方土地划分为北、中、南三个区域,成就了三种各具风范和神韵的文化气质。皖北的奔放豪迈、皖中的兼容并蓄、皖南的婉约细腻共同构成了一幅丰富而生动的安徽人文风俗画卷,形成了诸多独具魅力的非物质文化遗产。

习近平总书记指出,文化自信是一个国家、一个民族发展中更基本、更深沉、更持久的力量,坚定中国特色社会主义道路自信、理论自信、制度自信,说到底就是要坚定文化自信,没有文化的繁荣兴盛,就没有中华民族伟大复兴。

非物质文化遗产是各族人民世代相承、与民众生活密切相关的传统文化的表现形式和文化空间,是中华传统文化活态存续的丰富呈现。守望它们,就是守望我们的精神家园;传承它们,就是延续我们的文化血脉。

安徽省现有国家级非物质文化遗产代表性项目88项,省级非物质文化遗产代表性项目479项。其中,宣纸传统制作技艺、传统木结构营造技艺(徽派传统民居建筑营造技艺)、珠算(程大位珠算法)3项入选联合国教科文组织命名的人类口头与非物质文化遗产名录。

为认真学习贯彻习近平总书记关于弘扬中华优秀传统文化系列重要讲话精神,落实《中国传统工艺振兴计划》及《安徽省实施中华优秀文化传承发展工程工作方案》,安徽省文化和旅游厅、安徽出版集团安徽科学技术出版社共同策划实施"安徽非物质文化遗产丛书"出版工程,编辑出版一套面向大众的非物质文化遗产精品普及读物。丛书力求准确性与生动性兼顾,知识性与故事性兼顾,技艺与人物兼顾,文字叙述与画面呈现兼顾,艺术评价与地方特色描述

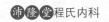

兼顾，全方位展示安徽优秀的非物质文化遗产(简称"非遗")，讲好安徽故事，讲好中国故事。

本丛书坚持开放式策划，经过多次磋商沟通，在听取各方专家学者意见的基础上，编委会确定精选传统技艺类、传统美术类、传统医药类非遗项目分成三卷首批出版，基本上每个项目一个单册。

各分册以故事性导言开篇，生动讲述各非遗项目的"前世今生"。书中有历史沿革和价值分析，有特色技艺展示，有经典作品解读，有传承谱系描绘，还有关于活态传承与保护路径的探索和思考等，旨在对非遗项目进行多维度的呈现。

各分册作者中，有的是长期从事相关项目研究的专家，在数年甚至数十年跟踪关注和研究中积累了丰富的资料；有的是相关项目的国家级非物质文化遗产代表性传承人，他们能深刻理解和诠释各项技艺的核心内涵，这在一定程度上保证了丛书的科学性、权威性、史料性和知识性。同时，为了利于传播，丛书在行文上讲究深入浅出，在排版上强调图文并茂。本丛书的面世将填补安徽非物质文化遗产研究成果集中展示的空白，同时也可为后续研究提供有益借鉴。

传承非遗，融陈出新，是我们共同的使命。宣传安徽文化，建设文化强省，是我们共同的责任。希望本丛书能成为非遗普及精品读物，让更多的人认识非遗、走近非遗，共同推动非遗保护传承事业生生不息、薪火相传。

CONTENTS

 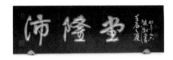

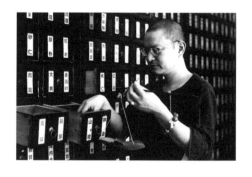

传统医药卷

CHUANTONG

沛隆堂程氏内科

YIYAO

JUAN

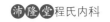

　　如果说徽文化是中国地域文化中的奇葩，新安医学无疑是其中最为璀璨的一朵。皖南徽州，古称新安郡，从晋代开始，历经唐、宋，至明、清、民国时期，名医辈出、著述宏富、极盛一时，在中国医学史上被视为中国医药学的一个典型缩影和代表，并素以"南新安、北华佗"而名甲杏林。其在中医经典阐发、临床各科发展、本草养生保健研究等方面对祖国医学做出了贡献。

　　随着徽商的崛起，新安医学医家几乎遍布全国，很多医家行医兼办药店，许多百年老店，不知承载了人们多少的记忆。最近几年，随着非遗的深入开展，老字号的文化内涵和深厚底蕴也越来越受到人们的广泛关注，已知最早的老堂号是宋代"陆氏保和堂"。明代有徐春圃家族"徐保元堂"、洪基"胞与堂"、"叶开泰堂"，清代有名的有"胡庆余堂"。但令人惋惜的是，有些老字号已经离我们远去，留下的只有一些名字、一些故事，我们只能通过这些唤起对它们的美好记忆，老药堂成为一个容易引人伤感、让人唏嘘的字眼。而新安程氏家族开设的"沛隆堂"，却至今薪火相传、弦歌不辍，守望的则是源远流长的新安医学之根源。

　　"沛隆堂"是清乾隆三年（1738年）新安名医程北聪在汉口开设的一家老药堂，咸丰二年（1852年），老药铺毁于太平天国战火，被迫迁至徽州婺源，延绵十代，历三百载，是徽州仅存的老堂号之一。由于医术高明、治病有方，"沛隆堂"的名声遍闻汉口、蜚声徽州，并谱写出一段段耐人寻味的传奇。

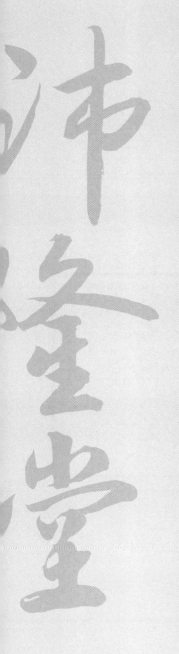

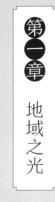

一、因一座高山而伟岸

在神秘的徽州,有个赫赫有名的五龙山脉,不仅是安徽和江西的界山,也是长江和钱塘江水系的分水岭。北面是休宁县,属于钱塘江流域;南面是婺源县(图1-1),属于鄱阳湖流域。东段主峰五龙山,海拔1 468.5米,就在安徽和江西的省界上,距离江西、安徽、浙江三省交界处不足20公里。五龙山是五条山脊汇合的地方,当地人把大山的山脊叫作"龙脉"。古人云:"神龙见首不见尾。""龙尾"无疑是最神秘之处,沛隆堂程氏的发源地——溪源,就在这"龙脉"东麓的"龙尾"处,溪源背靠的山,就叫龙尾山。

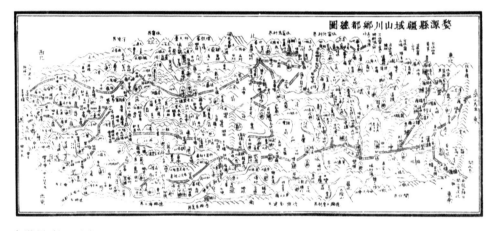

古徽州婺源地图

图1-1

在中国的名山中,龙尾山是个异数。偶然凝眸,此山似乎毫无奇异,然古往今来,不仅为此山吟诗作赋者众,以学者姿态、执文士之礼者更是从未间歇!龙尾山是有魂魄的,其魂魄,就是深埋在大山深处的龙尾砚!婺源,隶属于古徽州。歙砚诞生于婺源,歙石因产于婺源龙尾山下溪涧为最优,歙砚因此又被称为龙尾砚。《辨歙石说》中云:"溪头坑,在金星坑之北五里。""溪头坑"是宋代就已开发的古老砚坑,在溪头村境内,所出砚的品质与水舷坑、水巖坑齐名。

李晔《六砚笔记》中云:"端溪末行,婺石称首。至今唐砚垂世者龙尾也。"可知早在唐代开元年间,龙尾砚就已然闻名遐迩。唐秉钧在《文房四考》中言简意贬道:"歙石,砚出徽州婺源龙尾山,山西连武溪。""玉质纯苍理致精,锋芒都尽墨无声。相如闻道还持去,肯要秦人十五城。"宋代大书法家蔡襄的这首诗,对歙砚做出了高度的评价。自古奔走溪源的士农工商,为的便是这块细润如玉的美砚。大文豪欧阳修的诗作中赞道:"徽州砚石润无声,巧施雕琢鬼神惊。老夫喜得金星砚,云山万里未虚行。"黄庭坚的《砚山行》有云:"新安出城二百里,走峰奔峦如斗蚁。陆不通车水不舟,步步穿云到龙尾。"原本毫无装饰的溪源,在黄庭坚、欧阳修等大文豪踏足的一瞬间,就已走到了所有江南古村的前列,它的大气与雅致,给所有光临溪源古村的人们以刻骨铭心的感受。

二、因一条清溪而神奇

中国古代历史上以农耕文化为主,而水是农耕文化之根本,人类文明大多沿着江河发源,因此很多地名的由来也都与河流有关。沛隆堂程氏的发祥地——溪源,也和一条溪有关,这条溪便是武溪(图1-2)。

婺源所辖地,在春秋时属吴国,吴国灭国后属越国,战国时属楚国,现在婺源还保留有吴楚分源碑。溪源自古是吴楚分源、兵家必争之地。据传,春秋时的长沙王吴芮、三国鼎立之际的吴国孙权,都曾沿水安营扎寨、屯兵演武,古人遂将此溪命名为武溪,武溪源头的这个村落,便叫溪源,又名溪头。

武溪又叫龙溪,《溪源程氏宗谱》云:"溪源在邑东九十里,世传其胜,有龙隐焉,故又名龙溪。"有诗云:"见说龙溪澈底清,滔滔江水奔江城。平桥横过三千尺,人在长虹背上行。"说的就是龙溪的胜景。当年岳飞带兵经过此地,曾经感叹道:"真是一块风水宝地,藏龙卧虎,不可小觑。"

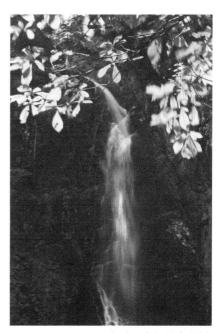

武溪源头的瀑布美景
-
图1-2

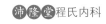

汇集塔岭与源内多条溪流的武溪流经上溪村后，由东向西穿村而过，至村口处蜿蜒向南而去。龙溪水发源于溪头境内的浆坑，由西北向东南经流，于此村中央处与武水汇合。武溪于砚山口与芙蓉溪汇合后又在港口汇合阆山、五龙山、回岭诸山水，出汪口合东港水西流四十里（1里=500米）乃至武口。

南唐之季，受国师何令通指点，性喜田园清静的程护举家由婺源长径迁至五岭之侧的溪源村，从此在五龙之尾、武水之源生息繁衍，遂成程氏溪源一脉。

三、因一条古岭而繁盛

宋代大诗人方回诗曰："山水吾州称绝奇，间生杰出当如之。不行天上五岭路，焉识人间二程诗。"

诗中的"天上五岭路"，即为盘旋于绵延群山中的徽州五岭古驿道。在古代，出入徽州的道路十分艰险，崇山峻岭包围，造成了徽州自成一体、与世隔绝的局面。绵延百里的五龙山脉横亘在婺源与歙（徽）州其他县域之间，是婺源人进入郡府、北上京都、东进苏杭的天然屏障，五岭是穿越五龙山脉的必经之道，自然成了婺源与外部交通的命脉，其中的塔岭古驿道则是其中最为繁忙、最为精致的一条（图1-3）。

沿着武溪溯流而上便是塔岭，岭头是吴楚分源之界，亦是婺源与休宁两邑的分水岭。在历史上，婺源的徽商一次次地从这里别离故土，又一次次地经这里衣锦还乡。

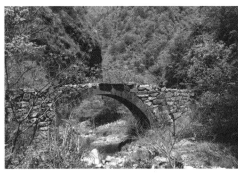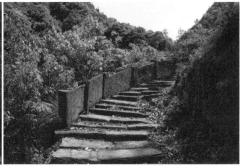

徽州五岭之塔岭

图1-3

溪源村(图1-4)就在塔岭脚下,因与休宁接壤,自古是两县的重要通衢,优越的地理位置无疑促进了区域的发展,五岭为古时婺邑通往徽州府的交通要冲,信息灵通,也为孕育人才提供了有利条件。溪源村明、清两代商铺林立、车水马龙,溪源村也成了婺源东北乡历史上最辉煌的三个村庄之一。独特而又便利的地理优势,再加上富庶自足的经济,无疑对当地人口的发展、经济的繁荣、文化信息的交流、人才的往来会集,起到了积极的促进作用。

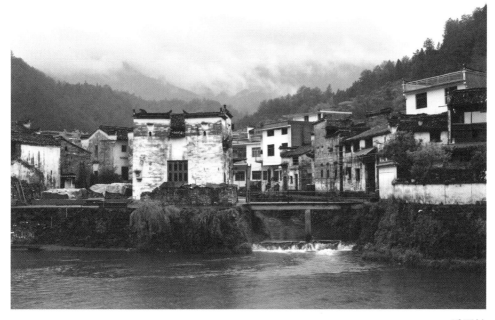

溪源村
—
图1-4

溪源古镇自古盛产茶叶,美国学者威廉·乌克斯在其1935年出版的《茶叶全书》中称:"婺源茶不独为路茶之上品,且为中国绿茶品质之最优者。"明清时,号称婺源"四大名家"的溪头梨园茶、砚山桂花树底茶、大畈灵山茶和济溪上坦源茶被列为贡品,而位居"四大名家"之首的溪头梨园茶,就产自溪源村。

溪源是五岭必经之地,来往商旅士工络绎不绝,宋代以降,溪源古镇就有不少会馆公所、野墅琳宫、园林寓斋,用以筵宴过往四方商贾和社会名流。与徽州其他地域相比,经济相对繁荣,加上文化的积厚流光、文教的繁荣昌盛,是溪源一域医学进步与繁荣的保障。

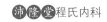

四、因一个书院而鼎盛

地域文化对地域医家的涌现无疑是有直接促进作用的。徽州以古越文化为先肇,天然吸取吴、楚文化的营养,而后又经中原文化的渗透,形成了颇具特色的徽州文化。唐、宋以后,作为"程朱阙里""理学故乡""儒教圣地"出现的徽州,历代皆以从儒攻举业为重,府学、县学、社学发达,书院、书塾林立。

明代中叶以后,因为徽商财力的大量投入,徽州教育更加兴盛起来。"十户之村,不废诵读""远山深谷,居民之处,莫不有学有师"。徽属六邑有很多书院,讲学蔚然成风。

新安程氏医学的缘起与发展与阆山书院的创办也有很大的关系,关于阆山书院,《婺源县志》记载:"元至正中,婺源汪同建,地处阆山。延赵沈为师,'以教乡之俊秀者'。明弘治时已废。"创办者为武弁出身的汪同,追随汪同讲学的还有赵汸等名儒。赵汸(1319—1369),字子常,号东山。据传赵汸以儒通医,倡导"不为良相,即为良医",其后,不少受聘于阆山书院的硕儒,皆秉承医儒兼修的教学思想,为婺源培养了大量医学人才。溪头村距离阆山仅10公里,自古就有很多先贤在阆山书院读书,这也是溪头自古名医辈出的原因。阆山书院停办以后,明代程以忠又在下溪村的桥山林兴办桥山书院,为地方士子读书之所,桥山书院秉承阆山书院的教学理念,医儒兼修,"不为良相,即为良医"的理念影响了明、清两代的先贤。据村里的老人程启章回忆,清末时候,下溪村有十大秀才,分别是程述川、程赞臣、程肇莆、程振民、程尔丰、程一民、程廷钦、程杨礼、程秀湖、程兰田,其中,程赞臣、程肇莆、程秀湖都是儒医,他们都在桥山书院读过书。

"国有学,州有序,乡有塾",私塾之塾,便是乡村里自己办的学校,都是民间家族捐资办出来的。雪山书屋是沛隆堂家族出资创建的,这一处建筑与溪源村中其他建筑的风格有些区别,似乎有了一些苏州园林的小巧。当年家族里的孩子在这里发愤苦读,望着花窗外的高墙,心中澎湃的一定是到京城科举入仕、到苏杭经商创业出人头地的豪情壮志,也有默默继承祖上衣钵、老死乡间的坚毅。《溪源程氏宗谱》云:"程氏业儒,子姓之肆业者,多致力三冬,每寒窗飘雪,讲读不已,有先世立雪之风,故以雪中书屋名之。"并有诗云:"云暗山村雪乱飞,一轩潇洒诵吾伊。门前惊见深三尺,记得游杨拱立时。"

在新安程氏医学世家中,以儒通医者占有相当的比例。他们儒而兼医或亦儒亦医、医而好儒,有着浓厚的文化品位,使新安程氏医家成为一个庞大的、高素质的儒医群体,他们继承了儒士深究学问的方法,对《伤寒论》和《金匮要略》的文字和内容进行考订、注释,并在此基础上著书,以继承、发展伤寒家学术,俨然成为一个伤寒学派。

五、因一位医圣而坚守

程氏宗谱中,记载着一位伟大的医圣,他姓程名高,是西汉时期历史上记载的一名隐士医家(图1-5)。其医技得医隐涪翁所传,《后汉书·郭玉传》载:"初有老父,不知何出,常渔钓于涪水(即涪江,在今四川省境内),因号涪翁。"涪翁治病不论贵贱,皆全力救治,不图报酬。后传其针术给程高,程高再传于郭玉,后来郭玉成为东汉时期的一代名医。《华阳国志》中说:"郭玉明方术,伎妙用针,作《经方颂说》。"

郭玉年少时拜涪翁的弟子程高为师,"学方诊六征之技,阴阳不测之术",在汉和帝时(89—105)为太医丞,治病多有效应,皇帝感到奇异,为试验郭玉诊脉技术,使一

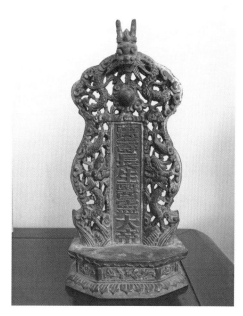

沛隆堂藏清代医神牌位
—
图1-5

手腕肌肤似女人的男子,与女子杂处帷帐中,令郭玉各诊一手,问郭玉此人所患何病,郭玉诊脉与望形色相兼,诊出其中有故,道:"左阴右阳,脉有男女,状若异人,臣疑其故。"皇帝为之赞叹不已。郭玉医术高明,医德高尚,为人诊病"仁爱不矜,虽贫贱厮养,必尽其心力",但在为贵人治病时,往往疗效不很满

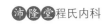

意。皇帝派一个贵人病人,换上贫寒人的衣服,并变换居处,请郭玉诊疗,郭玉一针而愈。皇帝诏问郭玉,郭玉回答道:"医之为言意也,腠理至微,随气用巧,针石之间,毫芒即乖,神存乎心手之际,可得解而不可碍言也。"

涪翁、程高、郭玉都是在东汉时期精通方术、脉理、针灸的名医。华佗生于136—146年间,张仲景生于151—154年间。其时,涪翁早已著成《针经》《诊脉法》二书,郭玉任太医丞时为89—105年,他们均早于华佗、仲景数十年。程高的"方诊六征之技"与张仲景的"六病"是否有着关联呢?从程高弟子郭玉所著《经方颂说》来看,程高是经方的传承者,这是不存在任何争议的。

医学是"生生之技",正符合儒家"孝友传家"之旨趣,"为人子者,不可不知医",溪源众多医家受程高的影响,因亲人患病而发愤攻读,继而成为一代名医者也是大有人在。

沛隆堂程氏内科作为中医地方流派的佼佼者,其特色和优势在于它的文化内涵。新安程氏医学植根于肥沃的徽州文化土壤,熏陶于浓厚的文化环境。新安程氏医家大多出自"不为良相,即为良医"的医儒兼通人才。故此,程氏家族竞相习医,以施医济众、济世救人为己任,并引以为乐。

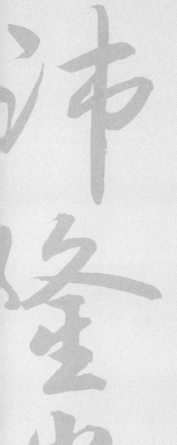

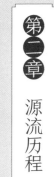

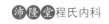

第一节 医学缘起

一、程氏探源

程氏自古就是徽州地域的名门望族（图2-1）。程敏政曾云：“新安在万山中，兵燹少经，虽多旧族，汪、程两姓尤为著。程祖陈将军忠壮公，汪祖唐总管越国公。”关于程氏的起源，明程尚宽在《新安民族志》中记载：“程姓出自皇帝重黎之后，自周大司马日休父，佐宣王中兴，封程伯，子孙因以国氏，望安定。其后日婴，仕晋平公，有立赵孤之德，封忠诚君，再望广平。汉末日普者，从孙氏定江东、破曹操，赐第于建业，为都亭侯。”

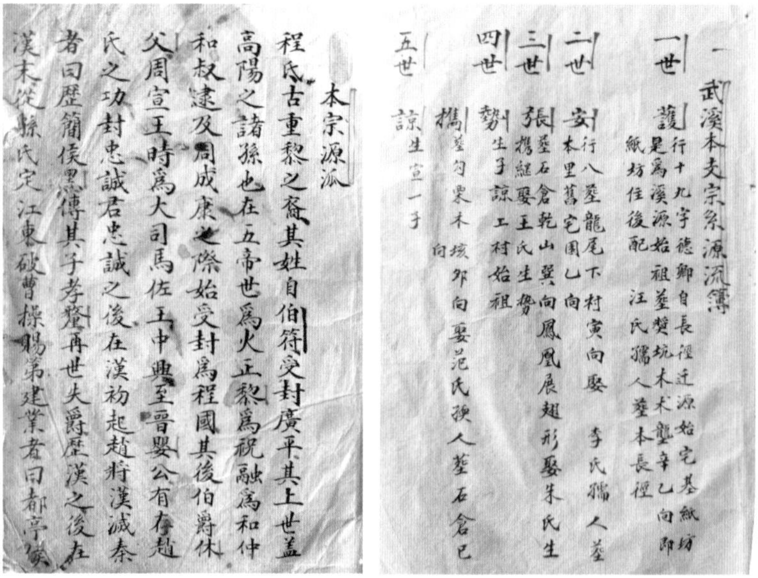

本宗源派

程氏古重黎之裔其姓自伯符受封廣平其上世蓋
高陽之諸孫也在五帝世爲火正黎爲祝融爲和仲
和叔逮及周成康之際始受封爲程國其後伯爵休
父周宣王時爲大司馬佐王中興至晋嬰公有存趙
氏之功封忠誠君忠誠之後在漢初起趙將漢滅秦
者曰歷簡侯黑傳其子孝毳再世失爵歷漢之後在
漢末從孫氏定江東破曹操賜弟建業者曰都亭侯

武溪本支宗系源流譜

一世 護 行十九字德卿自長徑迁源始宅基紙坊
是爲溪源始祖墓雙坑木朮塾辛乙向即
紙坊住後配汪氏孺人墓本長徑

二世 安 行八墓龍尾下村寅向娶李氏孺人墓
本里舊宅園乙向

三世 張 墓石倉乾山巽向鳳凰展翅形娶朱氏生
攜繼娶王氏生詹

四世 翻 生子諒工村始祖
攜 墓勾東木垓卯向娶范氏孺人墓石倉巳向

五世 諒 生宣一子

程氏探源

—

图2-1

程氏于东晋初年迁居新安，始祖为程普后人程元谭（图2-2）。关于程元谭的事迹，正史鲜有载录。从程氏族谱、后人为其所作墓铭及相关记载中，我们可大略考知程元谭的生平。西晋怀帝永嘉之乱时期，程元谭因辅佐琅玡王司马睿，并助其建功立业，由广平太守调任为新安太守。在其任上因惠政于民，而为民所请留，程氏因仕宦而落籍新安，离开故土广平，迁居新安之歙县，程元谭亦被尊为程氏江南始祖。

程元谭十三世孙程灵洗，于侯景之乱时"聚徒据黟、歙以拒景"，程灵洗曾被梁元帝任命为谯州刺史兼领新安郡太守，后又被陈武帝任命为兰陵太守，后因军功，先、后升任豫州刺史、左骑将军、中护军等职，卒后被封镇西将军，谥号"忠壮"。据传程灵洗有22个儿子，由黄墩分散到徽州六县及全国各地。自此以后，程氏在徽州繁衍昌盛，成为徽州望族。

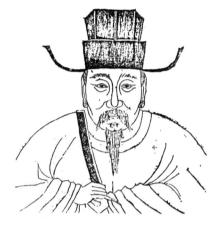

新安程氏始祖程元谭
图2-2

程氏在唐代有程湘、程法、程淘三兄弟，据守徽州东密岩，抵抗黄巢农民军而显赫于时。乾符年间，爆发"黄巢之乱"，从揭竿而起至起义失败，历时10年之久。黄巢兵败后，匪寇毕鹞、陈儒等蜂起，兵以万计！所在杀掠甚为猖獗，徽州百姓居无宁日。在此危难之际，朝廷起用程氏先祖程湘为歙州牙将，程湘之兄程沄为都督，带兵严守休宁之东密岩。程氏三雄英勇善战，几次围剿斩首匪寇无数，兵声大振，黟山、容山等岩之匪军皆望风而降伏。

杨行密为宁国节度使，在他的奏请之下，程湘、程沄因缴贼的勋劳而受到皇帝褒奖，朝廷赐银五百两、锡图三幅。玺书记载，龙纪中程湘被封为银青光禄大夫，后为检校工部尚书太子宾客上柱国，领兵镇守婺源。程湘即为婺源程氏始祖。《程氏二十六派保祖全书》记载：程湘享年81岁，死后皇帝赐葬"婺西怀金乡三十九都三溪里五保仁洪"（今婺源县许村镇仁洪村）。程湘生二子全礼、全

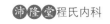

皋(全皋为唐检校御史大夫),以后分迁各地支派繁衍。因为程湘墓地附近修有墓祠,祠名为源本堂,所以婺源程湘的支系被称作新安源本堂。源本堂程湘以下分迁各地的分支则被称作某某派,下溪村的支系是正义派。

《徽州大姓》说:"程湘为程姓婺源之祖,其孙程恭迁婺源长径,曾孙程护自长径迁往溪源。"由此可见,程姓确实是在晚唐因官迁入婺源。此中,程湘无疑是武溪村人心中的英雄。程护后裔程势和程携,分上、下村而居,上村曰瀛川,下村曰武溪。

关于程氏这段历史,《溪源程氏本宗续编谱序》中说得最为简要:"程氏出自周司马程伯休父之后,传至东晋有元谭公为新安太守,德泽及民。民不忍其去,为民所请,赐第郡之篁墩家焉,是为新安之始祖,历十三世而忠壮公生焉,当侯景之乱,起兵保捍卿里,勋业赫焉,庙食迄今。至公之十五世孙,曰湘者以工部尚书,子全礼以御史中丞先后领镇婺源,家于邑之三溪,后迁于和睦,是为婺源之始祖。中丞之长子嗣恭,迁长径又二世曰护者,迁溪源,至护公又八世居旻者,辟地溪源之东即今处也。至宋至今又有十余世矣。其传派之远且盛,族类之繁且贤,抑非他姓可比也。"

历史的车轮驶入宋代,古徽州在科举社会的熏染下,社会风俗渐趋转型,程氏后裔也由武劲之风渐趋业儒。宋代以来,新安程氏以才入仕、以文垂世者,灿若繁星。

二、医学缘起

溯源寻流,徽州自古以来就是中国宗教文化的一大中心,徽州地域是儒、释、道的主要发祥地与传播地之一。"儒学为魂、道学为体、释学为用"是中国传统医学的一个特色,儒、释、道与医学相通,以医传教,因此沛隆堂与诸多地方医学群体一样,儒、释、道文化特色都颇为浓厚。溪源村偏居一隅,安定、少战乱,特有幽僻的山水形胜吸引了诸多道教的方士(仙道)与佛徒来此隐居修真,追求长生,探寻方术,采药炼丹,施药行善,新安程氏医学由此而萌芽。

高僧释广济,约明嘉靖时在世(图2-3)。程雪影在《医学心悟补充》中记:"自幼出家,融儒于佛,广参博访,精擅医药,常自采草药及自制药丸,以医弘佛,曾率弟子治时疫,拯民疾苦,由此弟子益众,传度弟子数十人,其著有《伤寒补注》等。"因其济人无数而获巨金以修复漕溪古寺殿堂,并任住持,获赐"徐公广济大德禅师"之号。徐公功德圆满,后世企慕追寻者众,为追忆高僧,追封徐公"龙溪福主""徐公广济大德禅师菩萨",为其塑像,世代祭祀,特撰有"祖师会引"(图2-4),为后世敬仰。

释广济塑像原立于村头漕溪古寺庙宇之内,漕溪古寺被废后,村人另建有庆寿莲庵,专祀徐公,并合族捐资成会,轮番值年,香火不断。每年的5月26日为徐禅师圣诞,村内信众定会提前3日茹素,是日齐至庆寿莲庵,为徐公庆寿,这个传统一直保留到"文革"之前。

继徐禅师之后,溪源村后人均以通医为荣,医学被认为是实现儒家理想的重要途径,涌现出众多儒医大家,著书立说蔚然成风,由此极大地促进了新安程氏医学的发展。

相传高僧释广济,俗家本姓徐,为明代开国大将徐达之后,徐达作为朱元璋最为倚重的大将,为明朝的建立立下汗马功劳,攻克元朝大都后更是收复了汉人丢失数百年的燕云十六州,他的赫赫威名为世人所熟知,被朱元璋加封为公爵("开国六公爵"之一),在死后更是极尽殊荣,被追封为中山王。释广济一生坎坷,对生平往事只字不提,问其师承,则云乃应天徐氏。释广济于《伤寒论》及《金匮要略》用功最勤,有子侄徐镕、徒程濂

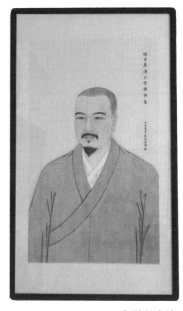

高僧释广济

图2-3

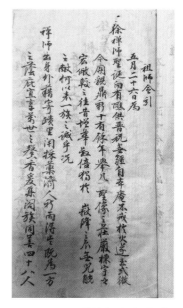

医学缘起"祖师会引"

图2-4

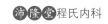

继其业。

　　徐镕,字春沂,号"思鹤""匿迹市隐逸人",应天(今江苏南京)人,行医数十年,对仲景《伤寒论》《金匮要略》颇有研究,著有《金匮玉函要略方论》。他认为前人只注《伤寒论》而未注《金匮要略》,致使俗医分伤寒、杂病为两家。徐氏有慨于《金匮要略》与《伤寒论》之暌离,乃将其校梓,即后收入《医统正脉全书》之《金匮要略》(徐氏序于1585年),为研究《金匮要略》之重要刊本。

　　程濂为溪源程氏程德之子,程德自号"从一居士",徐禅师与从一居士相交甚好,遂将医术传于其子程濂。程濂自幼习儒,有过秀才功名,嘉靖戊子(1528年),与表兄游震得同游邑庠。游震得,字汝潜,济溪人,嘉靖十七年(1538年)中进士,由行人擢监察御史,品等为正一品以上,并担任福建巡抚,为明代封疆大吏。程濂艺成后,一直追随表兄游震得左右,行医济世。游震得曾于各营设置药局,名为惠军药局,选派熟谙方脉的程濂连同太医院医官,教军士习医术。

　　在冷兵器时代,战场上多以拳脚及刀枪、箭戟取胜,在治疗上以金创折疡为主。因此,古代军事医学很少专门著书,而是附载于伤科之中,明代渐有金镞专科,戚继光《纪效新书》说,戚家军中有医士2名,医兽1名。早在元代,危亦林研创了适宜临床的新麻醉处方和麻醉方法,《世医得效方·卷第十八·正骨兼金镞科》中记载了不少研创的外伤手术法,以及刀、剪、钳、凿、针等手术器械及缝合线。危氏主张对开放性骨折、肚肠皮肉破损等施行手术治疗,然这些金镞科对外伤疾病施行的手术方法、步骤及过程,只有为数极少的从征军工得以传承。

　　程濂由此内外兼修,集合了前人的宝贵经验,并结合自身的理论认识和临床经验,对新安程氏医学的发展做出了一定贡献。沛隆堂发展至今,无论是理论认识还是技术方药的长足进展,均认为是源于高僧释广济而奠基于程濂。

　　有趣的是,新安程氏最初的堂号并不叫沛隆堂,而是叫佩龙堂,是程濂在表兄游震得的敦促下在南京创建的。隆庆元年(1567年)7月,起原任巡抚福建右金都御史,游震得于南京总督粮储,程濂亦追随表兄前往南京,在表兄游震得及师弟徐镕的帮助下,在南京创办佩龙堂。后游震得辞官创建世贤书院,有祀武溪先儒王汝舟(皇祐五年进士)、王愈(绍圣元年进士)、王炎(乾道五年进士)、王称、王野翁五贤。程濂亦随表兄游震得还乡,据传,佩龙堂一直延续至清初,因有反清复明之实嫌而遭清兵抄没,历史的风云变幻往往出人意料,佩龙堂近百年的辉煌终在历史的烟云中化为记忆的碎片，若非家谱的零星记载和程氏后人的口口相传，佩龙堂的这段繁盛恐怕已然被淹埋殆尽。

　　清代，新安程氏后人在各地重整与复兴佩龙堂，先后有沛隆堂、庆隆堂、庆余堂、槐庆堂、四美和堂等，除沛隆堂一直传承至今外，其余堂也都销声匿迹。

三、沛隆初兴

　　沛隆堂于乾隆三年（1738年）创建于汉口，距今已经有280余年的历史，沛隆堂的创始人是程氏世字辈程世德，程世德在乾隆初期由南昌迁来汉口，在汉水之滨设立沛隆堂医寓（图2-5）。1760年前后，其子程北聪开设药铺，请专人经营打理。

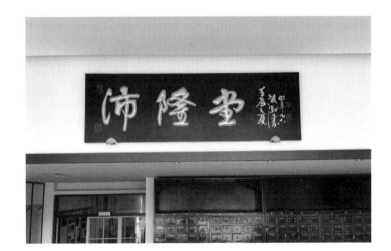

著名书法家黄澍题
"沛隆堂"匾额
─
图2-5

　　清代，汉口的药材行业分工专业明细，因经营规模大、小分为"号""行""铺""庄"。药铺，就是中药零售店铺。药行就是药材行，药材行经营的方式是为药商代购、代销、代运，从中抽取使佣金，医药行内有句俗语"一手托两家，白手当行家"，指的就是药材行，开药材行只要一把算盘、一杆秤。而药材号，俗称药号，药号是从药行发展过来的，在药界实力最强，人才众多，资金雄厚，药号的特点是自行贩运、零趸批发、自成体系。药材庄，俗称药庄，是药店、药行、药号的派出机构，专门为自己采购药材，驻庄人员统称庄客，自称坐庄。

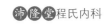

汉口崛起于明代中叶,素有"九省通衢"之称。徽商称其为"天下货物聚买第一码头""汉口不特为楚省咽喉,而云、贵、川、湘、桂、陕、赣之货,皆于此焉传输"。可见,汉口当时是淮盐最大转运中枢。

汉口盐商中,徽商势力最大,胡适先生曾说"汉口一镇是绩溪胡适一族开辟",徽商"贾而好儒",对汉上文化风尚影响很大,早在康熙初年,汉口就建有新安会馆,栋宇宏敞,并在雍正年间借助同乡官府的势力"置买房产,扩充路径,新安街",开辟新码头,兼建有"奎星楼"一座,为汉口巨观,收买屋基地,造屋数十栋为同乡往来居住,并设经学,延师儒以为同乡子弟之所。徽商促进了汉口钱庄、票号、典当、医药业的兴盛。

唐宋年间,汉口民间医术就有一定水平。明、清时代,江夏名医辈出,多有建树。明代罗炼、裴天锡、朱盛球、黄道淳等,医术精妙,医德高尚,世人称道。清代,胥秉哲的《四诊纂要》、李兰先的《温病粹言》等医学著述,惠人济世;世医杨氏家族,在昙华林周边的贡院街(今楚材街武昌实验中学一带),行医十五代,闻名江楚。汉口自明、清以来,八方中医会集,名医辈出,有游医、儒医、世医,聚各医术流派之长,形成各自特色,为民众所信赖。从串铃、悬壶、坐堂到医寓,中药店兼医,善堂寺观送诊施药,以及街头习武卖艺推销民间跌打损伤医药等,行医方式多种多样。中医与中药相互依存,名贵药材云集,中药行、号、店、铺甚多,药材品种较全,传统秘方名药久盛不衰。

《武汉中医志》记载:"武汉三镇中医沿袭传统从师授业。学术观点和治疗方法均各遵所师,虽不存门户之争,但流派自成。在学术思想和临床实践上深有影响的流派,可分为经方、时方、温热、寒凉、攻下、滋阴、补土、综合等。"汉口名医会聚,使得新安程氏有机会不断和当地的名医交流探讨,这也是程氏医派医术不断精进的原因。

新安程氏行医于汉口,就曾经留下很多脍炙人口的故事。《武汉地方志》记载:清代,繁华的汉口汉正街上,有一座新安书院。后来以新安书院为基础,逐渐发展成为繁华一时的新安商品市场。此处形成的一条大街便叫新安街,地名一直沿用至今。清康熙七年(1668年),由徽属六邑(安徽省的歙、休、婺、祁、黟、绩六邑)仕商组合,在六水分源的荒地上,初建新安公所;后于康熙三十四年(1695年)又改为新安书院;于康熙五十六年(1717年)扩建西厅;康熙六十年(1721年)修建学堂;雍正十三年(1735年)在南端汉江边开辟了新安码头,又修建了魁星阁、紫阳坊、北接新街,更具规模;乾隆四十年(1775年)修建了新安街道,并新建了十几栋房屋,租与人居住,取其房租费作为新安书院春秋祭祀之用。加上很多人力车、搬运工人、小商贩也在此觅地搭棚栖身,虽生活质量较差,但也给这一带带来了旺盛的人气,使新安街逐步繁荣起来。

程世德在汉口行医时,据传经歙县巨商许蓬园所聘,挂牌于汉口"奎星楼",主要为来往徽商诊治,医术精湛,口碑渐佳。"奎星楼"是徽商的会馆,由流寓汉口的同乡人所建立的专供同乡人集会、寄寓的场所。随着商业活动的不断扩大,出外经商者日益增多,自然要求建立自己的组织和固定的医寓。

昔年汉上盐鹾盛时,竞重风雅,四方往来名士,无不流连文酒,并筑梵宫琳宇,上下五六处,为公燕所,半临后湖。每当雅集,相与覃研诗词,品论书画,浅斟低唱,大有觞咏升平之乐。程世德等几代人都儒而兼医,每每参与这些文雅的诗词结社,因此医名传播极快。

当时武昌有个杨氏家族,系名医世家,家传几代,历时百年,名医辈出,在武昌地区久享盛名。杨氏家族自杨世泰开始行医,其贡院街老屋(杨氏医寓)武昌贡院街房地多且宽大,前门在楚材街,后至西川湖,花园设有熬胶房以供医用,前院大厅为候诊室,设有诊断室4间,当时为武昌最大的医寓。每天来此看病的人很多,重病用竹床、门板抬往就诊,对贫苦人则送诊且施药,故群众感其德。

当时杨家有个传人,擅长治疗疑难病,汉口许多官宦士绅多延请其前往汉口治病,用药多以二陈汤加减,种类少而疗效好,一般在八九味,人称"杨八味"。一日,汉口有个武官患病,胃脘疼痛,于是请"杨八味"诊治,吃了几天后,病情没有好转,二诊"杨八味"觉得自己的方药切合病人病情,又让这个武官继续服用那张方子,可是几天下来,依旧没有好转的迹象。

程士禄的父亲程北聪,曾经在汉口军营中服务过,名声极响。于是,这位武官持着"杨八味"开的方子求诊于程士禄。程士禄仔细诊断病情后,道:"此方甚好!"又提笔将方中两味药的分量稍做更改。不料,武官回去按此方服用后,一剂药下去,病情就明显好转,再服用两剂,竟然觉得什么事情也没有了。这件事传开后,一时间家喻户晓。因为程北聪医而通儒,曾经在汉口军营中"治军书"(相当于秘书一职)兼军医,和武昌杨家也有过交往,"杨八味"这个人对医学痴迷,人也谦逊,所以"杨八味"登门请益。程士禄也就毫无保留地道:"你用二陈汤加上香附子、高良姜治疗胃脘疼痛的毛病也算切合病情,香附子理气、高良姜温阳,只是你用的两味药药量相等,而病人虽然有气滞,却以温阳亏虚为主,我只是把高良姜这味药的剂量加重,胃阳生发,病人自然康复。""杨八味"听完这番话后叹服地说道:"都说医学不传之秘不在药方,而是药物的分量,今天总算领悟了!新安名医果然名不虚传啊!"从此,江夏很多名医都对新安儒医刮目相看,而程、杨两家也自此世代交好。

程士禄父子在汉口取得了巨大成就与显赫声望,这也吸引了族内其他子弟从医,溪源医家队伍不断壮大。如此,新安程氏医学事业更是蒸蒸日上,至民国时,一个不足千丁的村落,竟有三家药铺,可见医事之盛。明清时期,由于职业选择及为商业服务的需要,徽州的医学教育高度兴盛,学医是在学儒不成后,除经商之外的又一重要的职业选择。《溪源程氏家谱》记载:"吾族民朴,不尚奇技淫巧,学儒不成每蹴学医,故岐黄之家,代不乏人,他族未及焉。"

第二节
传承谱系

昭穆世次是宗族的生命线,程氏宗族别尊卑、序昭穆都以世次为凭,因此,自古以来,程氏宗族非常重视奠世系、序昭穆。新安程氏乃儒医世家,肇始于乾隆年间,经历280余年,相传十代,代代精英,其传承世系,亦按昭穆世次排行。

明代,"排行联"(又称"排行歌""行辈联""行辈歌""派行联""派行歌")的制定,成为宗族巩固昭穆世次的重要手段。

《溪源程氏宗谱》记载,下溪程氏宗族的排行起始于溪源17世祖,其排行歌为:"文武纲景、孟尚可必、兆嘉曾世、大有光昌、振绳启蛰、博厚开经。"沛隆堂自世字辈程世德创办沛隆堂,历大、有、光、昌、振、绳、启、蛰,传至博字辈,历经十代,280余年,书写着新安医学的辉煌篇章,尽显出它那不朽的精魂、坚定的气质和光彩的神韵(图2-6)。

世字辈程世德（清代行医于江右、汉口等地）

大字辈程大良（清初行医于军营）

程如鲲（清中行医于汉口）

有字辈程士禄（清中行医于汉口）

光字辈程光炘（清中行医于汉口）

程赞臣（清秀才,行医于溪头）

程良书（清五品医官）

昌字辈程昌植（早年行医于汉口）

程昌斌（清中行医于汉口）

振字辈程振达

程门雪（谱名程振辉,中国著名中医学家,行医于上海）

程定远（江西省武术协会副主席,武当淮河派二十二代传人,中国中医伤科学家）

绳字辈程雪影（著名新安医学家,新安名医家）

程焕章（原上海龙华医院副主任医师）

程琴香（谱名程绳德,新安名医）

程晓天（伤科名医,武当淮河派二十三代传人）

启字辈程启森（原江西省婺源县中医院药房主任）

蛰字辈程剑峰（安徽省市级非物质文化遗产新安医学代表性传承人）

程炳烨（江西省婺源县皮肤病院药房主任）

程博正　程博仁　程博恩

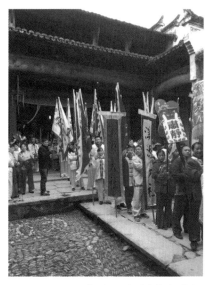

新安程氏后裔祭祀先祖

图2-6

新安程氏医派的各大医家,不仅充分发挥了几千年来中医先贤们的特长,又继往开来,形成了自己的风格和流派,逐步形成了代表祖国传统中医药文化的新安程氏医派文化,终成一代代宗师巨匠,德扬海内,业著杏林,医技精湛,桃李成圃。其弟子、门人、传人众多,仅程门雪支下就有数十人,极具代表性的有何时希、夏礼彬、吕阴棠、钟一棠、余小鸿、吴熙伯、费开扬、周超凡、蔡淦、吕正立、胡建华、袁灿兴。

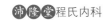

第三节

人物生平

沛隆堂始祖——程世德

程世德,字明友,本为一介儒生,却素怀济世之愿。《程氏家谱》载:"自幼力学,少攻举业,屡试未售,在乡授徒讲学,终觉大志难酬,遂弃儒攻医,精研岐黄,以医济世,精通内科、妇科、儿科,外科亦有独到之处;后随母舅服贾江右,勤俭成家,尝设医寓于汉口。晚年归家,以医名噪,负疴求疗者日夕盈门,全活无算,子大良继其业。"

程世德不仅医技广博精湛,而且乐善好施,深受族人敬仰。据清光绪《婺源县志》之《人物义行》记:"婺源溪头程世德幼贫,长贸易江右,勤俭持家,见义不吝,祀厅被毁,慨输五百金,囊成族中创立文会,输租数十称资助。其子欲为纳吏邀荣,坚拒,曰无罪以当贵人,以为怀葛遗风。"程世德为明新安卫镇抚程以忠之后,儒而兼医。徽州传统社会像他这样以儒入医、儒医相通者甚多。如程衍道既是名儒,又是名医,以日出治医,日晡治儒;出门治医,入门治儒;下车治医,上车治儒。程世德修养较好,乐善好施,行贾四方,见多识广,兼收并蓄,把新安程氏医学传播各地的同时,又将徽州境外诸多名医的医理、医技带回故乡,对促进新安程氏医学的繁荣起到一定的作用。

新安医家多有好学之德,勤奋读书,不耻下问,并利用乡谊和交往的便利,在本乡土或于迁徙、游历外地之际,访友拜师以增加学识,交友结社以研讨医道,程世德贸易江右多年,与当地名医均相交甚好,经常请益于名盛一时的喻嘉言,常与其探讨仲景之学。喻嘉言,本姓朱名昌,明之宗室。明亡,讳其姓,遂改朱为余,后又改余为喻;南昌新建人,因新建古称西昌,故晚号西昌老人;医学家,与张璐、吴谦一起被誉为"清初三大名医"。喻嘉言除行医之外,主要从事著述,所著《伤寒尚论篇》《寓意草》《医门法律》,合刊本称为《喻氏三书》。程世德与喻嘉言在《伤寒论》的研究方面独有体会,喻嘉言倡导"三纲"学说,程世德则认为五行生克、形质气味、标本中气等皆为虚空之谈,但程世德对喻嘉言的大气之论则又十分推崇,可见程世德能融会贯通各家之说,而又不盲从。有新安同宗程林,曾与程世德同游江右,深慕其医道,想拜程世德为师,程世德言己医道尚浅,荐其拜投于喻嘉言门下,终有所成。

程世德中年后转贸汉口,受歙县徽商许蘧园的邀请,开医馆、济苍生,曰沛隆堂医馆,主要为来往徽商诊治,医术精湛,口碑渐佳。汉口有李姓药商慕名以四百两银子年金聘程世德,被其谢绝,其子程大良、程大垣继其业。

第二世——程大良、程如鲲

程大良,字北聪,《程氏家谱》载:"读书知大义,悖行孝友,乐善不倦。游江湖,重然诺。恢扩先父医业,门庭整肃,训子孙以义方,与堂叔世斤建义仓,工费甚巨,协谋而力肩。修墓必整扫,奠必虔。尝协建文阁,又偕伯兄兴文社。其他修梁砥道、赈恤诸行,均不名尸、不矜功。"

程大良13岁就被送进叶开泰当学徒,虽然程大良的父亲与叶家是旧识,但香钱酒章照例,按照当时行业的规矩,药铺师傅,3年只能带两个学徒,出一进一。3年出师,程大良父亲按例出钱请戏班、办酒席,宴请汉口同业。

传统社会,每把"靴""帽""茶""药"称为四大苦行,传统社会有句口头禅:"靴、鞋、茶、药、帽,都是苦行当。"药行更是严格,不仅要有文化根底,而且学的东西比较多,因此很少有人愿意选择,但是只要耐得住苦,通常都会有稳定的收入。

满清入关后,取消了惠民药局,取而代之的是民间药店的大量出现。汉口是清代的经济和文化中心,四方商贾云集于此,各地的药材客帮也纷纷在汉口立足发展,且多从走街串巷行医卖药开始起家,待积累一定的资金后便在北京开设药铺。程大良的父亲程世德初至汉口,只是开设一家医馆,提供医疗服务,行医的同时并未开设药店,唯疡外治之剂型自行修治外,其他膏丸汤散均由病家持药方至药铺抓药。由于名声渐隆,附近药铺纷纷前来拜访、联络买卖,当时中药业因缺乏监管和行业自律,药店所售中药质量没有保障,存在很多问题,许多商家暗示处方可以抽头。程大良深感经方虽效,但因药之道地既真赝难分,又炮制不明、品味不正,故常不能应症,因此聘请药工数人,开办了沛隆堂药铺,前店后坊,自制自卖,自己坐堂开方。程大良注重选用道地药材,精心除

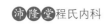

去非药用部位,依古法炮制,讲求质量,加工精细,深受名医信赖和群众好评。由于程大良依法炮制,信守承诺,很快沛隆堂在市面上获得了很高声誉。

程大良客居汉口时间较长,7岁就在汉口读书,为人豪爽,喜交友,因此自缙绅至闾巷,无不知其医名。遇到那些贫困的病人,医者不仅要免费施以医药,更应该视自己的经济状况,助以一定的钱财,病家每不肯受授,程大良则每言是"过药之用",说药苦,送点银两买点糖果过药用。挚友每多不解,程大良则言,药虽能治病,但不能治贫,病人有药而无饭食,依然性命难保,方药再好也难建其功。

程世德以沛隆堂医馆招世,实际上是取佩龙堂之谐音,而避前朝之嫌,便名为沛隆堂,至程大良医而兼药,遵程世德之嘱:"沛德隆礼,精业岐黄。"医者为生命所系,是德与礼的守护者,在心灵上以尊重生命为根本,即"沛德",在行动上以救人活命为准则,即"隆礼",这是医生至真、至善、至美的崇高追求。

程如鲲,字斗垣,谱名大垣,程世煌之子,不乐仕宦,少好方书,《伤寒论》《金匮要略》无所不通,独以治痘疫为名。痘疫家人得延斗垣来视,常自庆不死。道光六年(1826年)《婺源县志》卷十九《人物·孝友》记载:"父因租逋,遣其母孙氏子古坑,鲲时年十二,抱母号泣曰:儿不能反母,誓不为人。父后别娶。鲲业医有声,家道起,谂古坑子消乏,乃以所蓄二百余金畀弟如鳌,合挈妻子居贾乐平,便于养母,未几荡析,鲲不得已,泣请父迎母归,别室居养,以承父欢。既为长子士尧毕婚,随为侄士金完娶,周旋三亲无闲言,时比诸朱寿昌。临没谓其子曰:汝父德薄,虽不足法,然生平行事,无一不以孝友为心,汝曹能守此勿替,乃为养志,遂书养志二字遗之。"程如鲲著有《人药彀》《痘科中庸》二书。

清初,医学的重要特点是将痘疹单列为一科,并且取消了明代的祝由科,这在医学设置上是个重大的改变。清代的《痘科金镜赋集解》中记载:"闻种痘法起于明朝隆庆年间(1567—1572年)宁国府太平县(今安徽省黄山市黄山区)……由此蔓延天下。"

第三世——程士禄

程士禄(图2-7),因仰慕程氏先祖程高,故自号茅潭渔隐。茅潭钓月为溪源一景，曾有诗云："门外茅潭注碧流，蟾倒浸水云浮幽。幽人独着蓑裘坐，闲钓清光几度秋。"

其少极聪敏，爱读书，过目能诵，以寿人莫如良医，遂研究仲景《伤寒论》《金匮要略》，咸究其旨，尝以汉人之书多古奥，恐世之医者误用，撰《医经正误》，施药疗疾，触手生春。其早年行医于汉口40余年，医名盛；60岁后归里，远近赖以全活者无算，为人孝友勤慎，乡间称之，86岁卒。程士禄处方每署"新安程士禄"，故时人皆称道："不见新安程，不知医道深。"

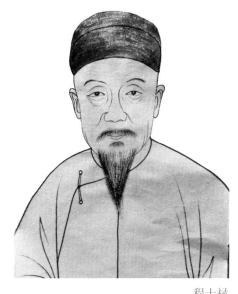

程士禄
图2-7

程士禄乐善好施，常常联合徽州同道赠医施药，解救灾民。汉口虽然繁荣，然而多水灾，没有片瓦遮身的贫苦百姓也不在少数，居人又甚稠密，临时搭建的竹篱、茅舍很多；又多火灾，程士禄曾大量熬制祖传的烧伤药油，用于烧伤急救，民皆称颂。程士禄医而兼药，店铺后设有中药炮制作坊，每年梅雨季节都要自制时令成药"泽兰行气散"，用于救济商旅，常常不计酬金，受益者不计其数。"泽兰行气散"以林泽兰为主要药物，具有解暑化湿、辟秽和中的功效。林泽兰是徽州产的道地药材，它还有个有趣的名字，叫"猫儿扳倒甑"。当时汉口一带瘟疫流行，程士禄前往应诊，用"泽兰行气散"广为施治，灵验非常，深得驻军的赏识并给予赞助。

明代伊始，王履发"错简派"之端，方有执等诸多医家蜂起效之，错简之声不绝于耳，篡改、重编之风猎猎，程士禄云动辄错简、篡改仲景，诋毁叔和，不过借"错简"之名以售私见、另立新说。程士禄引孙子《势篇》"凡战者，以正合，以奇胜"之说，认为仲景《伤寒论》奇中有正，正中有奇，奇正相生，正奇互变，不可用一己之见去度仲景之法。他认为人体的疾病非常复杂，不仅不同的病有不同的证，就是同样的病，即或是主证相同，兼证、次证也会因时、因地、因人不同而有很大的差异，而且疾病是一种过程，每时每刻都在变化。

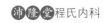

程士禄云兵法即医法,《虚实篇》孙子云:"兵无常势,水无常形;能因敌变化而取胜者谓之神。"治病就如用兵,没有固定不变的方法,就像水流没有固定的形状一样,能依据敌情变化而取胜的,就谓之用兵如神。程氏认为,"仲景六病实为一病之六变""六病中百变生焉",仲景为愈顽疾,而布列阵势,有法度、有规范、有禁忌,故用药如用兵。程士禄认为,临床用药的关键不在于方剂的大小、药物的多少、剂量的轻重,而在于选用药物的精当,须恰如其分地符合病机特征,使每味药物及组方效能充分发挥,达到"任势"之目的,才能效如桴鼓。因此,程士禄用经方,讲究布列阵势,制方有法度,用药有规范,临证明禁忌。

第四世——程光炘、程良书

程光炘,号"竹坞居士"。初习儒,邑试曾名列前茅,未获隽,父命习医,历游吴越,称干济才。年二十余,父殁,乃承父业,恪恭事母得欢心。尝承先志,捐资修缮祠宇,又集兄弟兴文会、给膏火以培后学,俱捐赀不吝,邑宰赠额曰"古道照人"。

程光炘所处时代,民间起义不断,清政府疲于镇压农民起义,对太医院医学教育无暇顾及,以致"三十年不闻书声"。清代医学教育的考核制度在清末也逐渐流于形式,医师考核又被废止,直接影响到了医学的发展和传承,民间医学的发展也颇受影响,医生的质量也是良莠不齐。由于朝廷对医学缺乏足够的重视,尤其在医生考核方面缺乏举措,许多人稍识药性、略读汤头,便悬壶卖药,医疗水平自是无法保证。《大清律例》规定:"凡庸医为人用药、针刺,误不如本方,因而致死者,责令别医辨验药饵、穴道。如无故之情者,以过失杀人论(依律收赎给付其家),不许行医。"然而,许多人逃往他地仍可以继续行医。因此,程光炘经营沛隆堂十分小心,不仅对配伍有明显禁忌的药物,不予配药,尚命掌柜者仔细问明病情,详细审核处方是否妥切。在程光炘的努力下,病家对沛隆堂十分敬仰,曾经流行一句俗语:"沛隆堂的药吃不死人。"

清代,中药业因缺乏监管和行业自律,药店所售中成药的质量没有保障,存在很多问题,清人李光庭在《乡言解颐》中就转述了药业内部人士的话:昔闻中州吴玉堂政云:"世上有名病,无名医,有真病,无真药。"程光炘经营选用药材注重质量,且炮制的药品疗效较好,赢得大众的认可。

《螣窗丛录》记载了清代医学考试制度蜕化所带来的后果,感叹道:"明则试医不过论一篇、歌诀一首;今则罢是科不试矣,无怪乎庸医满天下也。"晚年,程光炘集兄弟兴文会,讲学医道,培养后学。许多习举子业的同宗,对于医学书籍也多有涉猎,年长之后,若因种种原因在科举中失利,或仕途不顺,便可投身到中医行业中来。

溪源之山多竹,故溪源有八景,其中竹坞樵云即其中胜纪,曾有诗云:"一坞深深玉万竿,遥闻樵唱出林端。采薪懒得观棋坐,踏破残云下翠峦。"明代有前贤辟地而居,后荒废。程光炘为人雅爱林壑,不竞势力,性本宁静,不迫外诱,与竹之虚本一如,晚年建精舍于竹坞,故自号"竹坞居士",常邀朋约友,举酒相酬,至精舍谈诗论道,有《竹坞医论》存世,未刊,后毁于"文革"。

程光炘主张以考据训诂之法移治医经,对《伤寒论》研究造诣颇深,且师承有自,于治伤寒学方面颇得祖辈师传,时常以仲景之方为人治病,得心应手。

程光炘不仅精通内科,尚通晓金镞科以及疮疡,私淑元代名医危亦林,常研其《世医得效方》,得其中三昧。

程良书(图2-8),字琴堂,婺源溪头人。《婺源县志(人物篇)》载其生平:"程良书,溪头人,少业儒,精于医,值粤寇乱,以医术佐戎行,活人甚众。江苏巡抚薛保五品医官,赏蓝翎归里,后存心济世,遇贫苦疾病者解囊相赠,凡有险症,日必亲视,虽耄未尝稍倦。"

据传,程良书儒而兼医,曾经挟才优游于江浙,或初就馆谷,行医度日,或糊口幕僚,为人慷慨,又怀匡时济世之情,后为薛焕赏识,聘为佐治,并尊其为"程夫子"。薛焕(1815—1880),字觐堂,清嘉庆二十年(1815年)生于四川省叙州府宜宾县黎汤乡(今叙州区赵场街道)古木湾一个书香世家,兴文县籍。道光二十四年(1844年),由兴文县学中举,历任江苏省金山知县、松江知府、苏州知府、苏松粮储道、上海道、江宁

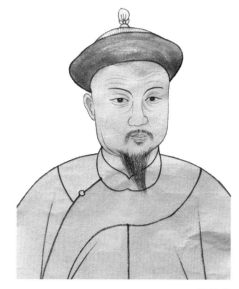

程良书
-
图2-8

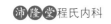

布政使、江苏按察使、五口通商大臣、江苏巡抚署两江总督、礼部左侍郎、工部右侍郎、都察院左副都御史、总理各国事务衙门大臣等职。因"力守海滨以待援师之功",被赏头品顶戴。光绪六年(1880年)病逝,诰授光禄大夫,国史馆立传。

薛焕保荐五品医官,相当于太医院院使。在鸦片战争前,清代沿袭明代的制度,军医也由太医院派遣。如果军队需要医生时,由礼部选派两名医生乘驿前往,并派遣兵部官一人伴送,也有奉特旨前往军队的。总之,清代在新军成立以前,军队中无固定的军医名额,遇有将士患病,多是临时奏请派遣。湘军与太平军之战,鲍超一军病者6 670人,死者数千,几乎溃不成军,程良书临危受命,"以医术佐戎行,活人甚众",获五品医官封褒,在新安医学史上记下浓墨重彩的一笔。

张玉才所著《新安医学》对其亦有记载,虽未见其留有著述,但他金戈铁马一生的功绩,也足以为后世所传唱。

清中后期,民间起义不断,战火不断,加上帝国主义的入侵,内忧外患,国力逐渐衰退,清廷对太医院的各方面支持也大不如前,体现在医学分科上,也是如此。清初医学分11科,同治年间减至5科,同时,中央医学教育明显处于停滞状态,太医院医生的培养工作受到很大阻碍,这也使得清后期宫廷及王公大臣不断从民间延请医生,同时也要求地方举荐医术精良者,输送至宫中任职。

雍正元年(1723年),上谕:"良医须得老成经历多者,京外大臣遇有精通医理、疗效卓著者可举奏,准其带子弟一人来京引见考验……九卿各部堂官暨直省将军、督抚、都统等可举荐年老灼知医生并护送来京,由礼部、太医院面试并引见入直供事。有职者,优给俸禄;无职者,留院授职。"由于长期与外界缺乏沟通,太医院的医疗水平在后期有所下降。从清后期征召医生来看,清廷对于征召医生的职业缺乏限制,但凡通晓医事者,都有可能被征召。

古代御医竞争激烈,但御医的官阶并不高,明、清太医院最高的领导称为院使,是正五品的官阶,以下为左院判、右院判,然后是正八品的御医,御医以下为吏目、院士、医生等,这些人虽有御医之职,但都不入流。黄山市祁门县是御医之乡,在现已查明的21位御医中,只有明代周仕元做到了院判,其余大多是吏目等。程良书官至五品,在新安御医史上是绝无仅有的。

太医院除为宫廷及王公大臣服务外,还担负着保障军队、试院、监狱等处的医疗任务,程良书虽为太医院的太医官,但却始终服务军中。清代明令"军前需医,由院遴选二人,具奏得旨,即驰驿往,兵部遣官护行。其随征医人,私以庸医充代之,罪之"。

程良书曾经多次入京为王公大臣诊治疑难病,明、清两代,新安御医甚多,程良书深知宫廷医疗弊端甚多,太医院恭请圣脉,各位太医隔开分拟药方,而又不得大相径庭。医官怕得罪圣上,均私下选推一位资格稍长者为首,事先定好规矩,用药之温凉攻补,皆由此人手持钮珠某粒为记,其他医生则视为趋向,而且御医拟方必套用《医宗金鉴》成方。程良书是程派伤寒的继承者,用药大刀阔斧,且生性耿直,因此不愿留于宫中就职。

程良书晚年曾经在溪头设西林书院,门雪先生有诗云:"松菊依然径未荒,西林空老旧书堂。韶光荏苒催头白,生计年年笑橘黄。韫椟未工求善贾,窥墙难学入时妆。莼鲈纵好非吾土,归去来兮有故乡。""西林空老旧书堂"中的"西林",是指西林书院。溪头村西林书院旧址尚在,"西林"二字匾额为程良书所书。

第五世——程昌植

程昌植(图2-9),生于清道光辛卯年,少负奇才,人豪放不羁,绝意仕进,幼承家学,博极医书,旁涉诗韵,清舒驰远。名诏,著有《伤寒集注》《六经定法》,昌植得而研读,深感舒氏所述丰富,所论精微,理法方药悉备,辨治慎密。程昌植认为舒氏之论是"法外之法",故结合自己30年的经验,撰成《伤寒辨义》。有好友劝其付梓传世,程昌植说:"我之所作,不过警训子孙,无意留名,何必灾及枣木。"

程昌植一生奔波于京师、汉口等地,晚年隐居溪头东山脚下,自号"东峰老人"。他读书广博,为人谦和,对医术不精的同道也比较包容,早年在

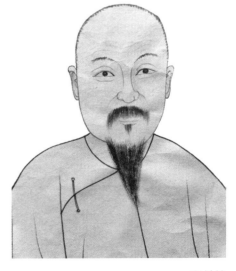

程昌植
-
图2-9

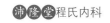

药铺坐堂,还兼药铺的"二查柜",审核处方的安全性。因此,他养成了对处方审核极其严格的习惯,很多处方没有"注脚"(通常把药方中"先煎后下"等注解叫作"注脚"),他都会不厌其烦地一一补上,发现处方中有"相畏""相反"的药物,也不直接告诉病人,而是先在处方上做上记号,再告诉病人。处方上的药本店有缺,或者说处方上的字不太清楚,他便让病人带回去给医者斟酌,这样既保住医者的面子,又保障了病人的安全。昌植公平生对骗人钱财的庸医是深恶痛绝的。据程启森回忆,传统社会也有庸医串通药店、骗人钱财的事,比如,有的庸医事先和药铺挂钩,处方的第一味药或者最后一位药开出生僻而又名贵的药,药店收了钱却用他药替代,庸医到了固定时间就会去取"约钱",就是民间讲的"说真方、卖假药"。当时也有他乡的庸医来联络昌植公设类似的"局",都被其一一回绝。

汉口叶开泰药店,是当时汉口最大的药店,中西药兼售,因其族人叶名琛,曾任两广总督,拜体仁阁大学士,1857年广州失陷后,叶名琛被俘,并被押解往印度,在囚禁中绝食,客死他乡。叶开泰药店因此一度掀起一股抵制西药之风,叶氏的祖籍乃徽州府黟县,程昌植亦因此呼应。

程昌植经营的沛隆堂被战火焚毁后,只好另辟医寓,因他德艺俱佳,汉口许多鱼目混珠的中药店纷纷找其合营,都被他拒绝。

汉口当地的文人和士绅,也比较乐意与程昌植这样一位医术高超且具有士人背景和较高文学素养的儒医交往。由于程昌植在各个阶层中的口碑都极好,又兼备世医的良好信誉,当时有很多官僚都找他诊病。

第六世——程振达、程门雪、程定远

程振达(1857—1939)(图2-10),字琴香,号秀湖,因喜饮酒,人称"酒壶先生"。自幼随父程昌植习医,精大方脉,兼小儿科,尝随武汉名医杨燮抄方。杨燮曾于昌贡院街开设医寓,设有候诊室、看病室、熬膏房,是咸丰至光绪年间武汉规模较大的医寓。杨燮之孙杨闻川亦曾受程昌植言传身教,与程振达此后皆为杏苑英华,蜚声江汉。程振达与当时江夏医界名流陆韵琴交游甚好,陆韵琴亦为儒医世家,曾设医寓于武昌乌鱼池,程振达因字琴香,江夏名流称二人为"江夏二琴"。

程振达出生之际,恰逢沛隆堂药铺毁于太平天国战火,家道中落,程振达

艺成后一直协助杨燮料理药室,后又协助杨闻川创办杨寿丰药店,并持有小股。杨闻川凭脉辨证,不喜病人插话,案头张贴有"诊病时间,请勿插言"的警语,其博览群书,性格清高,对程振达却颇为敬重。

1916年前后,程振达返回故里开设沛隆堂药肆,坐堂行医,书家程极为其题写招牌。《婺源县志》载:"程极字用其,婺源溪头人,业儒工书,楷宗黄庭,行法松雪,长擘窠大字,径五六尺者,可一挥而就,每书饮酒微酣熟,视审固立扁上,两手握橡笔,蘸墨躬书如竖长尺辄退步以完其势,书联置版几上,侧立直书。联扁竞以重币乞书,其小楷流传,人尽珍之。"

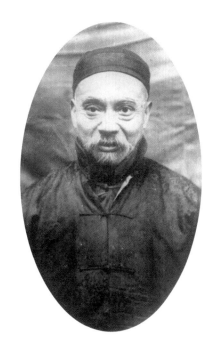

程振达
－
图2-10

程振达回乡开设沛隆堂药肆之时,正是晚清与民国交替的动荡时期,婺源江峰清任紫阳学社社长,曾延请程振达、程赞臣等权威赫奕乡绅,竭力维持婺源地方政局,确保婺源地域社会的稳定。

清末,下溪有十大秀才,人才济济,其中有数人通医,而程振达以通达博雅著称,各家学说无不通晓,却不以一宗一派自诩。

程振达注重临床实践,擅治外感热病,每能起沉疴、救危亡,而立之年就医名大振,妇孺咸知,远近求诊者门庭若市,十有九验,疗效卓著,病家敬之如神,且其学识宏博,谦恭广交,故蜚声医坛、誉满杏林,在乾嘉之间历四五十年而不衰。程振达辩证外感时病,遵仲景之旨,兼参温病学说,摒除六淫致病理论,以六病分治、三焦定位、气血辨证,从表里寒热论治外感病,既不同于伤寒学派,又异于温病学派,独能探微索奥,自成一家之言,对后世辨证外感病有较大影响。

一个离溪源10公里的城口叶村人,50多岁,慕名前来找程振达治病。病人背上和委中都长了毒疽,已经有月余,背疽大如碗盏,四周皮肤紫暗,疮口中央糜烂,腐肉不清。病人终日疼痛呻吟,身热始终不退,来治疗之前已经看过几个医生,均告不治。振达公仔细诊察后,先用"八将丹"外敷,让毒疽腐熟,然后用割治之术,循经直开,割尽腐肉,然后用纱布及小枕头垫平,使脓水很快流尽,用"生肌收口散"让新肉生成。自南北朝葛洪《肘后方》开始,炼丹术不断发展,升降丹药被发明后,在外用药中,用于提脓拔毒的应用很多。可是升丹药物药性燥烈,振达公继承程良书的经验,用全蝎等制成"八宝丹",虽不含升丹,提脓拔毒效果却显著。

病人病好后,百般感谢,得知振达公有在城口叶村买一坟地的愿望,遂欲将自己的一块田地赠予振达公,但振达公执意以市价买下了田地,并宴请城口叶村全村男丁一天,托付村人日后照应坟山。后来,振达公请庆源一个有名的地仙相了宝地,将其生母葬于此山,叶姓后人从此与程家世代交好,每年前往扫墓,都会在城口叶村饮酒叙旧。

程门雪(图2-11),名振辉,号壶公。1902年11月17日(农历10月18日)出生于祖籍江西省婺源县东乡下溪头村,1909—1911年就读于婺源东乡下溪头双峰小学,1912—1916年在家塾跟随有"太白以模先生"之称的吴伟模专修国文及医学,为日后在中医学术上的发展奠定了扎实的传统文化基础。1917年,随族兄程乾初到上海市崇明县外沙(今启东)乙种农业学校读书。时年,成为安徽省歙县名医汪莲石(图2-12)授业弟子。1917—1918年,因病到沪医治;由丁甘仁治疗时,借居北京路天妃宫桥的申盛恒茶栈,后回原籍休养,由程振达为其诊治,并在沛隆堂侍诊。1921年经丁甘仁的引荐,入学插班于上海中医专门学校(今上海中医药大学),并以优异的成绩毕业,成为该校首届毕业生。

毕业后,程门雪留母校任教,不久即任教务主任兼附属广益中医院医务主任,时年仅20余岁。后自设诊所于西门路(今上海市自忠路)宝安坊,书斋有"书(禾童)室""晚学轩"等名。诊余之

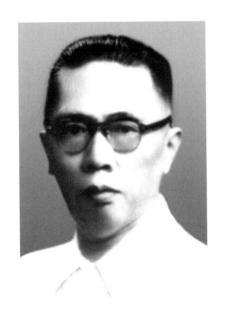

程门雪

图2-11

暇，批注《黄帝内经》《伤寒论》《金匮要略》《叶氏医案》甚勤，并兼攻书画。

　　新中国成立后，其先后任上海市第十一人民医院内科主任、上海市卫生局顾问。1956年，中央指定于北京、上海、成都、广州设立四所中医学院，程门雪被国务院聘任为上海中医学院院长，并兼任上海市中医学会主任委员、中共中央血吸虫病防治领导小组中医中药组组长、卫生部科学委员会委员。同年，他被选为上海市人民代表大会代表，以后又连续当选为第二、第三届全国人民代表大会代表。其毕生笔耕不辍，著作颇多，曾编有《金匮讲义》，后经修订，出版《金匮篇解》；《伤寒论》批注手稿数种，并撰成《伤寒论歌诀》出版。他曾精细评注喻嘉言的《温症朗照》《尚论后篇》，批注各种版本的《叶天士医案》；已出版的著作还有《校注未刻本叶氏医案》《妇女经带胎产歌诀》。其1932年至1971年期间的诊疗验案《程门雪医案》也已于1982年出版。

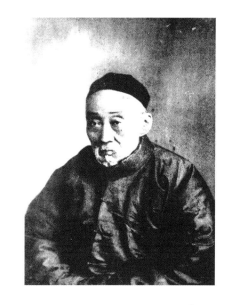

汪莲石
-
图2-12

　　1964年12月，作为上海市代表，程门雪参加了第三届全国人民代表大会。1965年2月，任《辞海》编辑委员会委员（担任中医学科主编）。

　　1972年9月9日，程门雪在上海中医学院附属曙光医院病故，终年70岁。1979年（诞辰77周年）3月22日，上海中医学院党委为程门雪先生举行了隆重的追悼会。程门雪的骨灰在家属程焕章、门人何时希等人的护送下，安放在上海市龙华烈士陵园。

　　程门雪在中医学术上有深邃造诣，对古今医学名著和历代各家学说均致力研究，主张破除门户之见兼收并蓄各家之长，反对对前人论著未经深入钻研就妄加评议的不良学风，提倡善于读书、在"化"字上下功夫，以达到能用而不为所惑的境地。他还提出许多对中医学术发展具有重大意义的论点。

　　程门雪将内难理论和伤寒温病学说综合运用于临床实践，对多种外感热病及诸多内妇疑难杂病均有独到疗效。其善宗叶天士法而化裁之，出奇制胜之例不胜枚举。

程门雪对学习中医学应如何批判继承认识甚深，认为应当在批判中寻找继承、在继承中还须批判。他认为，在渊博的中医学术中每一部分都有精有芜，只有多少之分，没有绝对的精芜，我们认为是精华的精华中，就可能有糟粕存在，相反在糟粕的糟粕中，亦可能有精华的发现，并指出对中医学术不要妄自菲薄，不但要继承，而且要发扬，应从取其精华方面着手来扬弃糟粕；否则光提糟粕，缓不济急，又不能拿糟粕去治病。

程门雪一向反对门户之见，强调广纳各家之长。他曾说："局方有局方的好处，丹溪有丹溪的好处，景岳有景岳的好处，赵养葵也不是一点好处都没有的，而徐灵胎、陈修园也各有各的好处。譬如徐灵胎批评人参，喻嘉言赞成人参，徐是以清通为主的，他反对的是滥用人参，喻是主张扶正祛邪的，他主张用参，是与疏利药同用。"程氏对明、清各家温热学说涉猎殆遍，对叶天士学说致力尤勤、体会最深，叶氏辨证和用药规律阐明极多并得心应手充分运用于临床，且很注意检查自己在学术上是否会走向片面。他曾说："我对阴阳五行学说是重视不够的，但许多人认为我对阴阳五行学说太保守，这等于我对伤寒论很重视，许多人认为我与温病派一样，主、客观不一致，溯其原因，当然是主观方面自己努力不够，同时客观方面或者也有了解不够的地方。"

其子程焕章、女程蕙芳，徒何时希、胡建华继其业。

程定远（1908—1996）（图2-13），号天笠，又号齐云子，新安程氏振字辈医家，武当正宗淮河流派第二十二代掌门。程定远本姓吴，9岁时被过继至溪源程家。自幼受姐夫洪德喜（皖南伤科名医）、族祖程赞臣、堂兄程门雪的影响，立志学医。1923年，拜苏州伤科名医汪兰斋为师。在良师的严格要求下，武功、医德、医技方面受益极深，均达到相

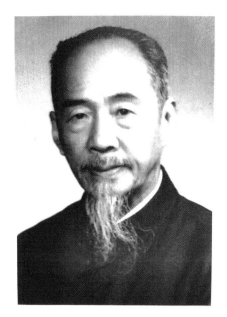

程定远
—
图2-13

当高的造诣。

1932年，程定远考入南京中央国术馆，专门研究内家武术及推拿接斗技术。南京中央国术馆，全称是南京中央国术馆体育传习所，由张之江先生等人创办，以培养军队教官、中等以上学校教员及公共体育场所指导员为目的，建于1927年，地点在南京中央体育场(今南京体育学院)以南。南京中央国术馆以"泛学博通"为教学原则，广设武术技术课，所培养造就的一批技术全面的武术人才，成为后来发展武术的骨干。

程定远从南京中央国术馆毕业后辗转于江苏昆山、苏州、无锡等地，传授内家武功，并悬壶济世。之后，在江西南昌创立天笃太极拳社，同时开设伤科诊所。以"拳剑雪耻""青囊济世"为宗旨，传武、医民。1959年，其在南昌市公费医疗门诊部工作期间，曾组建南昌市伤科研究所，并被推任为所长。曾任江西省伤科学会顾问、南昌市中医学会常务理事、江西省人体科学研究会顾问、江西省气功研究会顾问、全国气功科学研究会功理功法委员会顾问、南昌市太极拳气功研究会顾问、江西省武术学会副主席等。

程定远为武当正宗淮河流派二十二代掌门。武当山，是我国道教发祥地，乃中国道教敬奉的"玄天真武大帝"(亦称真武帝)的发迹圣地。千百年来，武当山作为道教福地、神仙居所而名扬天下。由于武当山曾是明朝皇家的"家庙"，因此在清初，一批怀着国破家亡深仇大恨的明代遗民，如二虎王、白元福、杨常炫等人，纷纷涌进武当教团为黄冠。白元福通过修复明真庵，与二虎王、杨常炫合力创办道教徒讲肄所，培养造就了一批高道。康熙初期，其徒赴四川、云南、陕西、吉林、福建、广东、广西、湖北、安徽等地传教，并成为一代宗师。

其间，反清名将后裔程仕钧得武当真传，且反清之志弥坚，深得武当掌门器重，掌门人于是密授武当跌打紫金丹方诀和疗伤秘法于他，命他在适当时候担负救治反清复明将士之责。屡次起事失败后，程仕钧隐居颍水，业渔为生，结交贤志之士，传授武当正宗功法和医术。由于其门禁甚严，品德高尚，深得武林推崇，继而形成了武当正宗淮河流派。

此后，武当正宗功法、武当紫金丹就由武当正宗淮河流派一脉代代相传。后有武当太极名家肖尚义，原名肖毅，河北沧州人，自幼师承武当正宗淮河流派。他精通太极拳法，擅长跌打、杂病医学，为人豪侠，品德端庄，授徒门禁极严，深受武林同道推崇。年五十，下江南访友，与武林名家何仲康先生结为莫

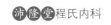

逆,自此长留金陵传道。1937年,其在日寇南京大屠杀之后下落不明。

　　肖尚义稽留金陵期间,经南京中央国术馆同道推荐,对程定远十分赏识,遂将其收为门下。此后师徒情感日深,程定远武功与医学精进,肖尚义遂将武当正宗淮河流派武功与医学悉数相传。

　　程定远20世纪80年代曾在家乡婺源创办天竺诊所,运用武当正宗淮河流派医术和武当正宗紫金丹治病救人,并亲自传授正宗淮河流派武功与医学。江西继承"六和功"衣钵的有程晓天、熊阴桐、郑通文、莫关庆、刘明德、魏令一、周定一、梁敦永、段宝根、梁三广、陈传馥、吴书琴、赵三堂、聂慧平等人,女弟子则有程莉、程霞、程旭梅等人。

　　程定远的一生充满了传奇色彩,留下了许多脍炙人口的奇闻逸事。其中,最为传奇的是其超越3次死亡的故事。据《江西画报》1987年第6期载文《超越死亡的人》报道,程定远第一次"超越死亡"发生在1968年秋。当时程定远遭"造反派"毒打,连硬木棍都被打断了两根,内脏严重受伤,一次吐血1 000多毫升,生命岌岌可危。当此危急之际,他运用平生所学,通过运气打通经络,又引导体内所剩之血充盈全身脏器,终于渡过难关,从死神手中挣脱出来。第二次发生在1977年,粉碎"四人帮"后百废待兴,程定远以极大的热情投入到了社会主义现代化建设中,由于没日没夜地工作,竟于授课时发生轻度脑溢血,倒在座椅上。西医主治大夫实施保守治疗,并特意叮嘱禁止使用针灸。但他坚信武当正宗淮河疗法"一根针"的神奇功效,坚持用针灸治疗,不顾西医叮嘱,指导其子躲在被子里为其施针,经长针、贯针透穴治疗,15天后竟奇迹般地重新站立起来。第三次发生在1981年,程定远在查病房时突发中风,这一次是脑梗死,在众人都认为其不堪病魔打击时,他运用"四一"综合疗法又重获新生。由此可见,武当正宗淮河功法与医学之精妙。

　　程定远治病,传承武当正宗淮河流派以"一双手、一根针、一把草、一炉丹"之"四一"治疗的特点,用秘方配制膏、丸、丹、散,结合针灸、推拿接斗手法,治疗骨伤科疑难杂病,著有《秘传六合功法》《武当淮河派功法医学传真》等。

第七世——程雪影、程焕章、程蕙芳、程琴香

　　程雪影(1909—1976)(图2-14),乳名芋香,学名程绳富,曾用名程济舟。1809年出生,1907—1913年在下溪头村双峰小学读书。程雪影天资聪慧,8岁能

作文言文,曾得婺源县"县长奖学金"2元。1914—1916年从婺源县立模范高小毕业,后在家跟其父亲程振达学习中医中药,聆教伺诊,尽得其传。并与程门雪一起师从吴伟模老师补习国文,吴伟模先生是太白人,婺源有名的宿儒,执教溪头近40年,对程雪影及程门雪二人极为器重,于是根据"程门立雪"的典故,给二人取了这两个名字。

程雪影当时和全县以前的秀才同做书院卷,考取第四名,曾得奖学金4元。1919—1923年在徽州省立第三中学学习,当时的国文与国画成绩为全校之冠。1923年考取上海艺术专科学校,毕业后任徽州省立第三中学文牍

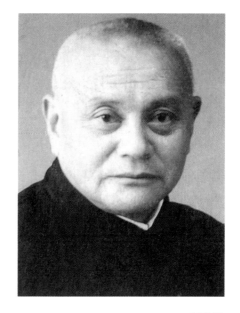

程雪影
—
图2-14

(校长室秘书)及校医。其后,先后执教于第四女子中学、祁门中学并兼校医。

程雪影酷爱国画与医学,他在《全部历史和全部工作》("文革"时期的一份详细的交代材料)中记载:"我平生心中,存在一种愿望,绘画乐人之乐,行医忧人之忧。画以维生,医以济世,闲来写幅丹青画,不使人间造孽钱。"

程雪影在国画上有很高的造诣,当时与新安画派的程管侯并称"新安梅兰二笔"。时任宣传部长的周扬对他的画评价很高,多次邀请他参加国内外画展。

程雪影平生信奉佛教,一生乐善好施,《全部历史和全部工作》中记载,他于1945年前后在屯溪开过几次画展,一次卖画就得银洋三四千元,曾一次就向隆阜"戴观涛"购买大田49亩,但后来看到耕种者生活艰辛,就全数赠送给了耕种者。

程雪影一生痴迷医学,不仅在上海求学期间与程门雪等人交游甚好,在屯溪也常和程道南等中医名流交流。不仅得到学校师生的尊敬,家乡下溪的人们也对他的医术与医德十分赞赏。《全部历史和全部工作》中记载,新中国成立前后,寒暑假回家时,他每年都坚持在沛隆堂坐堂义诊,治愈了许多疑难杂症。

他留下的脉案中,有很多颇具传奇色彩。其中一个是新中国成立前屯溪天

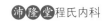

主教堂西班牙西医杜若华救治不愈的医案,脉案中记载道:"屯高中三年级学生张伯平,东北人,头面浮肿,皮破水流,凡西医医药的青霉素、磺胺类,及其他外科药都用遍,依然无效,病势危急,认为不治。张的班主任罗子正,很着急,乃邀程急诊。见病人头大如斗,皮破水流,面目水肿,不可认识,痛苦非常,乃细诊脉搏浮紧。细看病人全身并不浮肿,浮肿仅限于头部。根据中医理论,四诊八纲,浮脉为风,紧脉为寒。忽发现正对枕头的木板,有一小块缺口如小碗大,几乎将煤油灯吹灭。乃急处药方,用越婢加术汤以利水,水煎热服,盖被发汗,一剂后,全身发汗,头面即消了一半,流水亦少,两剂后水肿消,三剂而痊愈。"

《全部历史和全部工作》中记载,张伯平愈后,天主教堂西班牙西医杜若华对程雪影十分敬重,在与他多次交流后重新认识了中国传统医学的魅力,也从此改变了对中医中药的看法。

程雪影注重经典,融会新知,辨证准确,临场胆大而心细。程祖培回忆,新中国成立后,程雪影暑假在沛隆堂坐堂时接治当时妇女会一个叫"细英"的妇女,其在夏月发烧不退,口渴思饮,家中无人负责。邻居邀程雪影往诊,经他仔细诊断,病人身热足冷,渴饮热汤而不多,脉迟细无力,舌苔淡白,断定是假热真寒,欲用大热药医治。因为病人家中无家属负责,若发生意外,唯恐受怨,乃约当时卫生院的"十斤"医生会诊,他诊后欲用清凉解暑药,程雪影嘱其再摸病人四肢如冰,并找出《伤寒论》和他研究。之后"十斤"医生承认自己差点误诊,于是应用热药附子、肉桂等医治,并且提出病人需人陪护,服汤药后恐怕有瞑眩。果然至黎明时,病人忽然昏死过去,邻居甚急,准备收殓。幸好程雪影及时赶到,告诉人们这是"玄冥"现象,果不其然,过了一会儿,热退人醒。后来又吃了几帖药后,病人痊愈。

"文革"期间,程雪影依旧坚持想方设法为乡民诊病,并留下了大量未刊手稿,主要有《医学心悟补充》《汤头歌诀白话解》《妇科讲话》《肝病治疗心法》《临床一得》等。

程焕章(1928—2015),江西省婺源县溪头乡下溪村人,1942年毕业于上海西成小学,1948年毕业于圣约翰大学附属高中部。1956年8月,拜黄文东为师,先后在上海市血吸虫病防治研究所和上海市第一人民医院中医科工作。1974年起在上海中医学院附属龙华医院内科工作,任副主任医师,1990年退休。曾协助黄师编写《李东垣学说探讨》，并致力于继承"两老"的医学经验，参与整理、出版了《黄文东医案》《程门雪医案》《金匮篇解》等书。擅长治疗脾胃疾病。多年来从事中医治疗慢性胃炎、慢性肠炎的专题研究，开展胃肠病专科门诊，担任研究生、留学生的带教和授课。曾受聘任上海市中医药研究院临床研究一所消化研究室顾问。程焕章一生著作颇丰，主要著作有《浅谈治疗久泻的临床经验》《程门雪调胃的经验》《慢性泄泻辨证施治中的若干问题》《中医药治疗萎缩性胃炎104例临床观察》《中医药治疗慢性胃炎的探讨》等。

　　程焕章是沪上名老中医，躬耕杏林60余载，医术高超，每可起沉疴重疾，擅长运用中医中药治疗脾胃疾病，内科杂病，中医药调理，体虚病后调补、食疗。楼绍来曾经以"名人身影下　知足常乐中"为名，写过一篇介绍程焕章的文章，感叹其淡泊明志、宁静致远。程焕章温文尔雅、为人谦逊，早年受父亲影响，颇爱京剧，其父程门雪的爱徒何时希是著名的京剧小生名票，与梅兰芳、萧长华、姜妙香、赵桐珊交往甚厚。因此，程有幸师从梅兰芳的琴师姜凤山，学习京胡。晚年虽然因为诊务繁忙，无暇拉琴，可是音乐依旧是他的爱好，客厅里摆着的名贵钢琴更彰显出这位中医大师的高雅情趣和与时俱进的精神。

　　程焕章擅长治疗脾胃病，晚年更是设立胃病专科，从事慢性胃炎的专题研究，在数十年的临床中感悟中医理论的运用及遣方投药之得当与否，对疗效关系甚大。他提出的治疗胃病当辨病与辨证相结合、气血同治、调节升降三大主要治则，重视活血化瘀化卒、苦辛开泄、清养胃阴三法的应用，指出在整个治疗过程中，用药宜灵动、平和，以提高疗效。

　　慢性胃炎是现代医学之病名，凡经胃镜检查被确诊者，其得病必已有时日，治之不易，病程长而变化多。肝胃不和、瘀血阻滞、胃热阴伤、脾气虚弱诸症可同时并见或先后出现。因此，运用中医药对其进行治疗，仍当以辨证为主。辨证论治为祖国医学之精髓，无须赘述。然而，由于本病有时缺少特异症状，或则症状之轻重与病变程度并不一致，少数病人，尤其是老年萎缩性胃炎病人，病变已经存在，一时可无明显症状。因此，治疗时尚须在辨证的基础上与辨病（指现代医学的病）相结合，以提高疗效。

　　程焕章认为慢性胃炎多属气血两病，唯有气血同治方能获得良效。纯从气治、忽于理血，或纯从血治、忽于调气，均非所宜。以本病之主证疼痛、胀满、嗳气为例，痛胀并见为其特点。胃痛或在食后发作、加重，或痛有定处，或隐痛绵绵。胃脘痞满、嗳气有发于饱餐之后,有见于饥饿之时。临床根据虚实之偏胜,治以疏利气机、缓中和胃、健脾助运等每不应。笔者按气血同治,以前列诸法合养血和营、祛瘀消滞,常可使症状显著改善。若病情轻者可用延胡、当归、红花、丹参,瘀滞重者加入姜黄、莪术、五灵脂(用失笑散)等。程焕章以厚朴、莪术、木香三味制成"消胀片",兼顾气、瘀、湿、积,治脘腹胀痛之重者甚佳。

程焕章认为治疗慢性胃炎的另一重要法则是调节升降。胃之为病虽有寒热虚实之不同,而其症结则在于郁滞。因胃为水谷之腑,以通为用,以降为顺。降则和,不降则传化无由,奎滞为病,故而治疗大法当是开郁滞,着眼于通。

程焕章治疗慢性胃炎在用药上有其独到之处。首先他十分重视活血化瘀法的运用,从根本上说,气血瘀滞是慢性胃炎的主要病机之一,活血化瘀当属重要治法。一般来说,理气活血、化瘀破气适用于以实证为主者;养血活血、补气活血治虚证相宜。前者须与通降法配合,如活血利湿、活血泄热等,后者当与调节升降为伍。

其次,他擅用苦辛开泄以治寒热错杂,认为慢性胃炎之以实证为主者,因浊阴不降而中阳不运,以气滞湿阻则郁而化火,故症见寒热错杂,如心下恶寒、脘中灼热、大便时结时溏、泛吐清涎、嘈杂吞酸等。此当治之以苦辛开泄法,即用苦寒与辛温两类性味与功能不同的药物相配合。苦寒药性主泄降,苦能泻痞健胃,寒可清泄胃热、郁火,辛温药性主宣通,辛能行气开结,温可宣阳散寒,合之以治寒热夹杂,最为贴切。至于两者配伍时之轻、重、多、寡,为主为辅,当据病情而变化。一般多以苦寒为主,辛温为辅,合而达到通降之目的。

程焕章尚谓,胃阴宜清养慎用湿燥、苦寒。他认为胃属阳,胃津常易不足。本病缠绵,日久气郁化火,灼伤胃阴。阴液既亏,则胃失润降。唯有津液来复,胃气始得下行,故护其津液、养其胃阴至关重要。他认为养胃生津以沙参、石斛、芦根三味为好。石斛用之最广,《本经》谓其"久服厚肠胃"。《本草纲目拾遗》云:"以之代茶,开胃健脾。"芦根治胃热呕逆亦佳。至于温热、苦寒药,非不可用,而应慎用、少用,且当中病即止,并注意尽量遴选温和、甘凉之品,避免刚燥与大苦大寒。多用则终必伤胃阴、损胃气,于病不利。

用药灵动、平和是程焕章治疗慢性胃炎的特点,他认为轻灵之品能鼓舞脾气,使胃纳渐增、生化之源渐充,同时也就增强了脾胃接受药物的能力。因此,治虚时务使"补而勿滞""补不碍胃",若益气补中须合疏理通降,养阴生津当佐醒脾健胃。

　　程蕙芳,程门雪之女。1927年9月27日出生,小学就读于文庙万竹街的万竹小学,中学就读于民立中学,1957年进董家渡地段医院,师从顾坤一,并曾得杨永璇指点。杨永璇为著名的中医针灸学家,诊病周详,讲究针刺补泻手法,重视中药艾灸火罐、针药并用,内外兼治,方法多样。以后任董家渡地段医院中医科针灸师,直到1985年退休。

　　据《上海县志》《上海县续志》记载,清代仅上海县(今上海市)就有王丹荣、王桓荣、张士璧、余肇庆、陈能澍等数位医家,精于针术。近代以来,各科名家聚集上海,致力于出版专著或集资办学,临证或以针灸见长,或针药并用,形成独特的区域特征。近代针灸名家多为儒医,以家传师承为主,有深厚的文化功底和家学渊源。据现存资料考证,目前沪上针灸流派有顾氏、陆氏、杨氏、黄氏、方氏、党氏等,在学术传承的过程中形成了各自独特的风格。顾坤一,1899年生,常熟人,上海针灸学科创始人之一。受顾坤一、杨永璇的影响,程蕙芳广泛运用针灸等中医传统方法治疗各种疾病,如脑血管疾病、运动神经元病变、截瘫等,取得良好效果。

　　程琴香(1916—1996),谱名程绳德,号六谦,新安程氏绳字辈医家,婺源溪头人。自幼聪敏,受蒙于婺源宿儒吴伟模先生,医学得其父程振达真传,至是,专以仲景古医学鸣世。

　　吴伟模为近代经学大师,学问精深渊博,世罕其俦,程门雪、程雪影辈皆受其训益,汪莲石亦盛称吴氏之学确有独到之处,诗画俱精而医学乃其馀绪。

　　程琴香15岁束装东下,在屯溪老字号程合春药铺学艺,并曾为程合春掌柜,后掌门沛隆堂,采购道地药材、精心炮制。

　　他于《伤寒论》及《金匮要略》致力最勤,深得奥旨,治病救人,尽心尽力,凡临一症,负责终始。其处方既简又贱,亦奇亦正,得遇疑难大病及疑难杂症,往往投以经方达药,如附子、乌头、甘遂、大戟、虻虫、水蛭、大黄之属,但分量精准,沉疴痼疾,一经治疗,无不着手成春,是以声誉卓然,求诊者日必数十人,从无虚日。

　　程琴香18岁医艺学成,继承父业在溪头设柜开诊,诊务之暇苦研经典,举凡历代名医著述,民间禁方秘籍,均不惜重金广为罗致。每得一籍必昼夜攻读,务求得其旨趣。日久,程琴香医理医术与时俱进,博采众长,自成一家,济危救

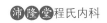

生,名闻遐迩。

琴香医术,师法仲景,临症慎思明辨,善治疑难大症。新中国成立前,深渡姚大来茶行老板姚毅全的幼子患惊痫病,发病时口吐白沫、倒仆于地、失去知觉,群医束手无策,经婺源茶商孙友樵推荐,来沛隆堂求医,当时琴香年仅18岁,从屯溪程合春学医刚回,父亲考问琴香,当用何方,琴香说当用柴胡龙骨牡蛎汤,父亲大喜,赞道:"小子可教!"遂投以柴胡龙骨牡蛎汤,数剂即愈。由于琴香资质聪敏,领悟快捷,尽得父亲振达的真传。振达对他也赞赏有加,曾经说过:"传我道者,非琴香莫属。"

作为一代名医的程琴香,同时又是一位诗人,可惜一生诗作,被其焚毁,流传并不多,实为憾事。程琴香喜欢与诗友相聚酬唱,溪头村为培养下溪文风、扶掖教化,创有"培俊会""蜚英会"等文社,并不时在村口的文昌阁举办诗会。文昌阁,上下两层,八角飞檐,各悬铁马,清风徐来,声闻于野,曼妙深远。程门雪先生每次回家省亲,常会邀请他与家乡同窗在景色宜人的文昌阁中吟咏诗词、畅谈医理。有好事者,问起二人医术之高下,程琴香谓:"我逊壶公千里路。"程门雪则言:"吾差琴香万卷书。"

其子程启申、婿吴荣根、侄孙程剑峰从其学,均为新安名医。

第八世——程启森

程启森,1942年出生于中医中药世家,自幼在中医药的熏陶下长大,4岁习文,8岁随父程琴香先生学医,在接受儒学经典教育的同时,琴香先生取《内经》《难经》而教授,认为医学一道,非《内经》不足以明其理。在其熟读《内经》以后,继之以《神农本草经》《伤寒论》《金匮要略》,均要求熟诵,这样才能至老不忘。琴香先生认为熟读《内经》则增人智慧,于病理可左右逢源;熟读《神农本草经》则方自我出,不受古方局限;熟读《伤寒论》《金匮要略》,则辨证施治有法可循。另外,清代太医院的教材《医宗金鉴》,以韵文为主,特别适合学医者熟读背诵。新安中医教育在形式上与私塾中的"读经"并无二致。

由于程启森勤奋好学、刻苦钻研,很快领悟了新安程氏临床真谛,从师3年已能独立应诊,而且颇有疗效。

1960年,他考取江西省中医专科学校(江西中医药大学的前身),学习两年,1962年毕业后在溪头医院实习和工作。1968年,受"文革"的冲击,程琴香被人诬告,程启森也受到株连,至1973年平反,恢复工作,后被安排在段莘医院。1980年被调至婺源中医院工作,于2002年退休。

程启森先生行医近半个世纪,于学术上主张在继承的基础上勇于创新,临床上强调中医辨证论治,突出整体观念和辨病与辨证相结合的中医理论特色,反对将疾病拘泥于简单的分型,生搬硬套,在长期的临床实践中总结出儿科、妇科以及内科疑难病的病理特点,辨证立法用药,形成了自己的风格。尤其对妇科的处方用药,程启森认为,妇女经、孕、产、乳可耗伤气血,因而处处以维护精血为论治核心。

程启森自幼在药堂长大,过去药铺购进的中草药全是生药,都要进一步加工,就是要经过"挑""簸""晾""晒"几道工序:挑,就是挑除生药材里的杂质;簸,就是用竹篾制成的簸箕簸出尘土和细小杂物;晾,一些易走油、变色的药材,如枣仁、柏子仁、知母、苦杏仁、党参、天冬、火麻仁等,这些药材不宜暴晒,可于日光不太强的场所或通风阴凉处摊晾,以免走油、变质;晒,有的中草药需要迅速出潮气、出水分,就要在有阳光的日子迅速暴晒。中药药材不仅各项加工都有很严格的要求和操作程序,包装、贮存也都有详细规定。

传统的许多药铺大多是前店后坊,以经营中药配剂为主,兼营一些膏、丹、丸、散成药。一般都是自己按"配本"配制成药,要配制成药,就要在师傅的指导下学习"切""打""团""吊"。切,就是用药刀把整药切碎,而后或晾或晒。要做药丸,还要学轧药。就是用碾药船把药碾成碎末,再学配药,按成分、比例,将各味药加工成细面之后掺匀,配制成药。打,打水丸(小粒)。团,团蜜丸(大粒)。吊,吊蜡皮(蜜丸之外,用蜡皮封严)。各项工作也都有更细更严的要求及严谨的工序,丝毫不能乱。

在严格的训练之下,程启森对药房管理工作逐渐熟悉,在担任婺源县中医院中药房主管期间,他亲自按传统方法编制"斗谱",并指点学徒在正式上柜前必须从右至左,从上到下,按"斗谱"逐一背诵数百味药名,要背得滚瓜烂熟,顺序丝毫不乱,才可以上柜。要不然,上柜后对药斗不熟悉,提着戥子到处找,会让顾客担心司药的人业务不熟悉,会抓错药。程启森工作认真负责,潜心钻研业务,熟悉中医药,深得医患人员的好评。

凭借深厚的医古文功底和长期的一线实践,程启森的多专业论文在省市级专业报刊上发表,其中数篇被评为"优秀获奖论文"。他擅长中医妇儿科、胃肠科,对于疑难杂症、不孕不育等病有较深入的研究,熟悉中医病理病机,已为大量不孕不育者助孕成功。

程启森现虽近八旬,身体尚好,每天还在义务为病人诊治疑难杂症。自退休后,坚持近20年义务为慕名而至的全国各地病人诊治,也因此先后被《深圳特区报》(新媒体"读特")、《深圳法制报》等主流媒体报道。

第九世——程剑峰

程剑峰(图2-15),字蛰虬,沛隆堂程氏医学第八代传人,程门雪学术传承人,武当正宗淮河流派第二十三代传人。1971年5月7日出生于婺源县新安程氏中医世家。自小跟随叔祖程琴香学医,尽得其传,后进修于上海中医学院附属曙光医院,投师国医大师裘沛然、程门雪弟子俞锡铮、程门雪再传弟子王冲汉,后复拜于新安医学名家程道南之女程瑜芬门下,精研妇科。一度游学江浙,潜心研究乌镇派与孟河医派学术。从事中医临床28年,以经方之师名盛,从学者日众,弟子遍及全国,浙江丛丽博导、重庆名医陈中沛等亦先后拜于门下。曾受上海龙华医院、重庆市中医院及安徽中医药大学等多方邀请,进行专题学术交流。

程剑峰天生异相,天庭饱满非常,与其祖父程雪影神似,程雪影字芳香,故人称程剑峰为"小芳香"。程剑峰很得祖父喜爱,程雪影觉得家传有望,于是开始发愤著述,将家传心法及验方悉数总结,留于程剑峰日后研习。程剑峰4岁就随祖父诵读《医学三字经》,在祖父的教导下,程剑峰从小就打下了坚实的传统文化功底,这对他之后在中医学术方面的发展有着不可估量的作用。程剑峰天生聪慧,

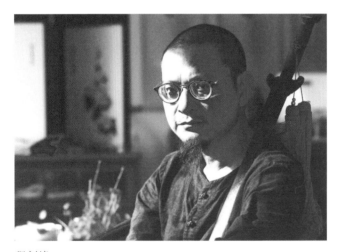

程剑峰
–
图2-15

祖父所授,片刻之间,就能心领神会。可惜程雪影晚年饱受"文革"摧残,悲愤成疾,终成不治,在程剑峰7岁的时候,就撒手人寰,临终将程剑峰托付给其弟程琴香,让其精心培养。

程剑峰从小耳濡目染,对中医心生向往,少年时就喜读医书,8岁时,妹妹感冒发热,母亲命他带妹妹去卫生院就诊,他曾闻葱豉汤能治疗初起感冒发热,即煮了,令妹妹服下,见暂时热退,就满心欢喜,用母亲交付的5毛钱买了书。不料傍晚时候,妹妹发热又作,他为此挨了母亲一顿臭骂。之后,程剑峰暗暗下决心,长大后,要做个苍生大医,方不至于误人误己。

程剑峰16岁就入叔公程琴香之门,正式拜师学艺,作为一名世家子弟,他不仅学养深厚,勤学不倦,且有济民之志,素怀救死扶伤之心,有忧国忧民之情,叔公对他青眼有加,但也更加严厉,要其径直从经典入手,上索《灵枢》《素问》,希踪仲景,探骊得珠,直指究竟,这对程剑峰之后的见地很有裨益。

程琴香因久居闾里,不争江湖之名,却期盼程剑峰能假以时日,将程派伤寒之学发扬光大,故又命其游历沪、浙、吴等地,遍访名医,问鼎高明。区区8年之后,程剑峰就开设医馆,从此走上以医济世之路。作为一代名医,程剑峰走过了前辈们共同的道路,于其徘徊、寻求、刻苦、奋斗,乃至得到真如,直达奥妙高深之境。

程剑峰20余岁就以经方名盛一时,其时,有县委老书记的妹妹患有中风后遗症,遍访名医,久治乏效,其子与剑峰是同窗,故延请其往诊,竟然应手而愈,一时声名远播。

2013年,辗转数地之后,程剑峰在黄山市休宁县成立程氏中医诊所,2018年诊所又迁至黄山市。他于行医执业的同时,不忘从事新安医学医家理论与程氏历代医家经验学术研究。2013年被命名为黄山市非物质文化遗产代表性项目(新安医学)传承人;2015年被命名为安徽省非物质文化遗产代表性项目(新安医学)传承人。

2017年7月,日本东洋学术出版社社长井上匠专程采访程剑峰,对其精湛技艺赞叹不已,并在日本《中医临床》杂志刊登"新安程氏医派谱系与学术思想"一文,在日本有很大反响。

2018年,美国人芭芭拉·李专程来到中国,访问程剑峰先生,对程氏一脉的学术思想、临证休悟,以及他对中医回归本源、重构理论体系的主张非常认同。

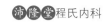

作为一个海外中医迷,她认为中国中医理论的突破已经迫在眉睫,程剑峰既注重传承又善于创新,不愧是江南经方名家。

程剑峰先后出版《婺源水口文化》《新安养生》《沛隆堂伤寒论讲记》等著述,并陆续发表"新安医学研究"等论文数十篇。

第十世——程博正、程博仁、程博恩

简介略。

此外,程门雪支系的传人中,极具代表性的人物有下面几位:

(1)何时希(1915—1997),名维杰,号雪斋,上海市青浦县重固镇人,为自南宋以来嫡传840多年的江南何氏世医第二十八代传人。其幼承家学,7岁就跟随祖父绅书学医,15岁考入私立上海中医专门学校学习, 毕业后留校任教,19岁时拜沪上名医程门雪为师,后又跟随名医秦伯未学习,并在程师的介绍下拜蔡香荪和沈芝九专攻女科,继之又拜师"宁波老宋家"之婿虞佐唐,博采众方而不囿于一家。正如其诗云:"年当十七始临床,小印新镌署疗芳。转学多师专带下,程秦蔡沈与初唐。"40岁时接受国家卫生部的邀请在中医研究院工作,再次获得与全国一流的中医名家朝夕相处的机会,尤与章次公、岳美中、钱伯煊、赵锡武相友善。其著《何氏八百年医学》的整理与编写,即与程门雪、章次公、秦伯未等中医前辈的重视与督促有关,并得到近代医史学家朱孔阳、陈邦贤、范行准三位先生的鼓励与鞭策。在京工作10年后又返回上海,先后在上海中医学院中医研究所、文献研究所工作。曾任上海市人民政府参事、北京戏曲研究所研究员等职。他既是名医,又是艺术造诣很深的名票,其善演小生,曾在上海主办或参加"和鸣社""星六集""星集"等业余京剧团,并与姜妙香、俞振飞、叶盛兰等交往甚厚。

何老酷爱书法,写得一手苍劲有力的毛笔字,家学时临王羲之、赵孟頫之帖,师事程门雪后也学"颜底魏面"的赵之谦,其诗联中又可见楷书功力。他爱好诗文,留下数十首别具韵意的诗词名句,其一源自家学,二是老师程门雪亦擅长作词吟诗,师生间经常步韵吟唱,如1941年程师赠诗与其:"竿山诗老旧名家,后起能贤语未夸。不负聪明冰雪质,少年奇气称才华。"时希回诗:"年传八百世医家,老我无成尽自嗟。有愧师门多奖饰,少年奇气称才华。"

（2）夏理彬（1905—1973），号秉琦，祖籍江苏江都。其祖父于太平天国时移居沪上。夏氏先世为医，其父夏应堂医名益显，与丁甘仁齐名，有"北丁南夏"之称。夏理彬师承程门雪，曾任中国红十字会上海分会副会长、上海市国医公会执行委员。新中国成立后，任上海市第一人民医院中医科主任，主持组建中医病房，参与编写《中医护理学纲要》。

（3）吕荫棠（1913—2010），早年师从程门雪习医，1933年毕业于上海中医学院（今上海中医药大学），曾就职于上海龙华医院。弟子有儿子吕正立。

（4）钟一棠（1915—2016），别号无我。浙江省宁波市人，中医主任医师，中国共产党党员。出身中医世家，于15岁负笈于上海中医专门学校，师从程门雪，毕业后从其兄钟一桂医师传习中医两年余，然后独立悬壶甬城。1952年为响应政府号召"走集体道路"而参加宁波市江北区第五联合诊所；1955年任宁波市卫生局医疗预防科副科长；1958年调入宁波市第一医院中医科；1977年受命筹建宁波市中医医院；于1980年任该院院长，5年后任该院顾问，直至2000年3月才告退休。历任中国中医学会首届理事，浙江省中医学会副会长，宁波市中医学会理事长，宁波市科协委员、顾问，宁波市人大代表、市政协常委，中国农工民主党宁波市委会副主席、名誉副主席。

（5）余小鸿（1928—　），余鸿孙的长子，毕业于上海中医药大学，曾随程门雪先生侍诊6年之久。新中国成立后在上海邮政总局医院任中医师。

（6）吴熙伯（1924—1994），1848年毕业于上海中医药大学，师从程门雪，曾任六合医学会副会长、江苏省中医药学会理事，是南京名老中医，著有《吴熙伯弟兄临床经验集锦》。

（7）费开扬（1925—　），浙江慈溪人（图2-16）。1944年毕业于上海中华国医专科学校，师从程门雪。1946年参加首届全国中医考试，获优等第6名。1948年在上海潮州和济医院、康德联合诊所等

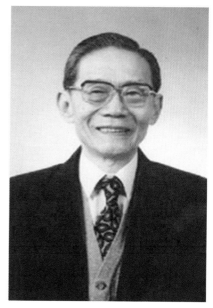

费开扬
-
图2-16

处任中医师。1957年北京医科大学医疗系毕业。他学贯中西,采诸家之长,崇尚实际,注重疗效。1957年到西苑医院负责医疗和临床工作。1959年参与创办《中医文摘》,翌年调入《中医》杂志社任编辑、副编审。1983年出任广安门医院院长。1986年回到《中医》杂志社任名誉总编。

(8)周超凡(1936—),浙江省平阳人。1957年考入上海中医药大学中医系,师从程门雪。1963年毕业分配到中国中医科学院中药研究所,从事中药方剂研究,致力于把传统的中药方剂理论与现代生药、药理、药化、制剂等多学科知识结合起来,知古通今,融会贯通。1985年秋,奉命调到中国中医科学院基础理论研究所筹建中医治则治法研究室并任主任,从事中医治则治法的学科建设和古今中医治则治法的文献、理论、临床与实验研究。其间,共培养研究生、进修生20名,发起并主持召开了第一届至第四届全国中医治则治法研讨会,主编《历代中医治则精华》,参加了《全国中草药汇编》(此书荣获全国科学大会奖)等20部书的编写;发表了"加味四物汤治疗血管性头痛的临床观察与体会"等近百篇学术论文。临床上擅长治疗血管性头痛、糖尿病、老年性痴呆、支气管炎。为第七届、第八届全国政协委员,第五届至第九届《中华人民共和国药典》委员会委员,国家中药保护品种审评委员,国家科委秘密技术审查专家组专家,《中国医药卫生学术交流文库》编委,中国中医药学术促进会常务理事,中国中医科学院专家委员会委员。享受国务院政府特殊津贴。

(9)蔡淦(1938—),1962年毕业于上海中医学院,师从程门雪,主任医师,教授,博士生导师。现任上海曙光医院中医内科督导,上海市中医脾胃病医疗协作中心主任,上海市中医内科学会副主任,中华中医药学会中医内科学会顾问。1995年被上海市人民政府评定为"名中医"。2002年被国家中医药管理局评定为"中医脾胃病重点专科学术带头人",2003年被国家人事部、卫生部评定为"国家级名老中医",继承制导师。2017年获"全国名中医"荣誉称号。

(10)胡建华(1924—),字丕龄,号良本,自称"六乐老人"(图2-17)。汉族,浙江省鄞县人,上海市名中医。1945年毕业于旧上海中医学院,师从程门雪,主修中医内科,擅长医治脾胃病、神经精神系统疾病。上海中医药大学教授、上海中医药大学附属龙华医院主任医师。上海中医药大学、上海市中医药研究院专家委员会委员、上海中医药大学附属龙华医院专家委员会主任、上海中医药大学《上海市中医药研究院学报》常务编委、上海中医药大学校友会常务理事、上海市中医中风医疗协作中心顾问、上海市中医脑病医疗协作中心顾问、上海市中西医结合脑血管病急救医疗协作中心顾问、上海市名老中医诊疗所特约专家、上海市康复杂志社特约专家顾问、上海市职工技协顾问、上海市医务工会技协顾问、《新民晚报》职工技协名人专家义务医疗咨询活动常年顾问、上海市药材公司专家咨询委员会委员、南方制药厂专家委员

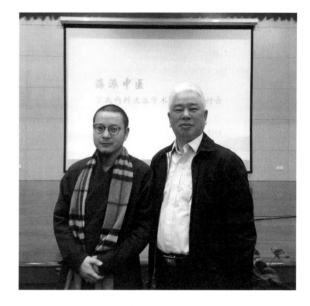

胡建华嫡传弟子袁灿兴(右一)与程剑峰合影

图2-17

会委员、美国中医气功医学研究会海外顾问等。

曾任：上海中医学会理事、上海中医药大学中医内科教研室主任、上海中医药大学附属龙华医院内科副主任、《中医》杂志编辑部特约编审、上海金山中医神经专科医院顾问、全国高等医药院校教材《中医内科学》编委、厦门大学海外函授学院《中医内科学》编委、中国医学百科全书《中医内科学》编委、《实用中医内科学》编委、《进补与养生》主编等。

第四节
流派影响

古徽州(图2-18)是新安医学的发祥地,作为徽州文化中的一朵璀璨奇葩,新安医学一直被医史文献专家们视为明清时期我国中医药学的一个典型缩影

和代表,有"宝库中的宝库"之称,并素以"南新安、北华佗"而名甏杏林。新安地域,古往今来,医学繁盛,医家林立,流派纷呈,医著宏富,并形成了很多家族式"师承学术链",是我国中医学发展史上鲜明的文化现象。新安世家医学流派之间既互相争鸣,又互相渗透、取长补短,从而深化了对中医药理论的认识,补充与完善了中医理论体系,提高了中医药的学术水平和临床疗效,不仅对繁荣地方医学和为当地人民群众健康服务做出了努力,也为促进中医学术的繁荣昌盛做出了不可磨灭的贡献。在人杰地灵的古徽州,自明清以降,一群由知名医家组成的新安程氏医学成为新安医学中一颗灿烂的医学明珠。

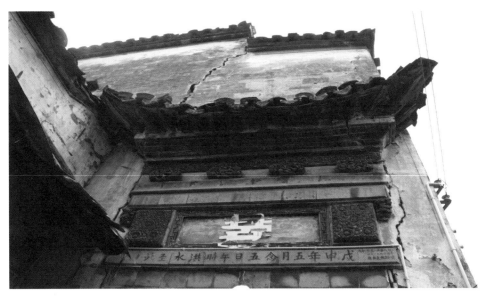

古徽州建筑

—

图2-18

一、精研仲景学说,创立"程派伤寒"

仲景学说是中医学的渊薮,不仅在中医学术发展中具有极其重要的地位,而且在临床治病中也有重要的指导价值。前哲徐洄溪曰:"医者之学问,全在明伤寒之理,则万病皆通。"

"程派伤寒"发端于明代,成熟于清末民初,鼎盛于新中国。"程派伤寒"萌芽于明代徐广济的学术思想,其后世代相传,皆以研究伤寒为旨趣,他们各植其长,从各个角度阐述仲景的辨证施治原理,丰富和发展了伤寒学说,历经数百年传承与演变,其理论学说日益丰富,通过程门雪、程琴香等医家的不懈努力,奠定了"程派伤寒"学术理论体系。自宋朝以来,新安地域,数百年的世系医家很多,然世代以仲景心法相传、至今不息,且名声大噪、经久不衰者,实属罕见。

　　"程派伤寒"之所以是称派者,是因为新安程氏流派的著名医家,都对东汉张仲景《伤寒论》颇有研究。把《伤寒论》和《金匮要略》等医学经典作为治学的核心点,穷原竟委,条贯各家,这也是历史上所有医家获得成功的不二法门。新安程氏前后延续200余年,培养了一大批杰出医学人才,经过了十代人的反复研究与实践,提出了一些新的观点,有其代表性思想和著述,对《伤寒论》的发展及临床的应用,具有深远影响与现实意义。既然是称派者,就有一脉相承之意,这里传承着圣典衣钵中的奥妙,就像一把钥匙,开启智慧之门,主张"不创一法而不遗一法",诊治时由各病独特形证入手,根据脉象判断疾病,方药简单精要,临证崇尚"易简",不至于皓首穷经,有利于在疑难杂症中另辟蹊径,求得正果。"程派伤寒"的集大成者为新安程氏蛰字辈医家程剑峰(图2-19),他是当今中国极力倡导"形证"学说的学者。他深受叔公程琴香的影响,结合自身学医经历和长期临床实践,提倡"形证辨治",规范方药应用,为经方的普及做了大量的工作,培养了一大批经方弟子。程剑峰认为,"辨形证"才是中医的原发性思维,是辨证的尖端,它具有定性、定量和可重复实践检验的性质。

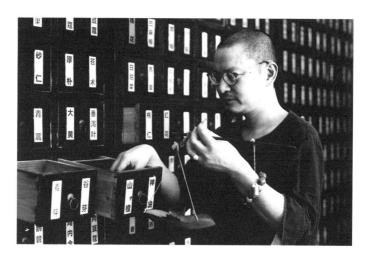

程剑峰在抓药
-
图2-19

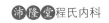

"程派伤寒"以研究仲景学术为中心,主张伤寒钤百病,认为《伤寒论》为研究外感百病而设,伤寒为外感百病的总名,《伤寒论》为治外感之法门,而《金匮要略》为治疗杂病的法门,其方又有一半从《伤寒论》中来,故不娴熟仲景心法,无以识百病。

新安程氏认为,外感热病,均不出仲景六病范畴,经方立法严谨,结构简洁,尽可宗法。程门雪先生更是将伤寒学与温病学理论相互融合,无论在诊法上,还是在辨证论治、处方用药上都有其独到见解,同时在学术上多有创新,丰富和发展了仲景学说。

明代新安医家方有执堪称《伤寒论》考据家。他用考据研究的方法确定了《辨脉法》《平脉法》《伤寒例》等十二篇"皆叔和述仲景之言,附己意以为赞经之辞",而并非伤寒原文。之后喻嘉言著《伤寒尚论篇》,大倡"错简说",形成新安错简派,这对"程派伤寒"校勘考据伤寒有着深远的影响。程氏前贤校勘和考据虽然着眼于文字上的错落,但却处处以医学实践为根据。

"程派伤寒"认为,经方是指以《神农本草经》《汤液经法》《伤寒杂病论》为代表的中医药学体系,对我国医药学界有着深远影响。它是中国医道的原发性思维,其特有的理论体系非常纯粹,因此,经方的形成是依理的,学经方首先要领悟的便是它的原发性思维。不明理而用经方治病,无异于刻舟求剑。恒者行远,包含着永恒的道理的事物,才有可能成为经典,经方不仅在治疗常见病、多发病与疑难病等方面起到举足轻重的作用,而且它的思维更加接近科学,可重复、能量化,证有规定,方无加减,有其证治的标准化,经实践检验最精准、最科学、最实用。

新安程氏医学的产生与发展,多以儒医群体和世医家族为师承,形成了其自身特有的医学教育模式和家族链特征,是新安程氏医学得以发展的重要形式与源泉。新安程氏医家研究和阐发《伤寒论》之精义,将伤寒划为一个独立的专科,治疗外感病无论在理法、方药上,都有着专门的理论体系,逐渐形成了自成一派的"程派伤寒"学术思想,为揭示辨证论治规律、丰富和发展仲景学说做出一定贡献,其研究伤寒学的论著和方法,至今仍有一定的参考价值。

二、重视中医教育，努力培养人才

新安程氏注重师承、家传，崇尚医德，追求德医双馨，逐渐形成了学有所传、业有所精的医学世家。

新安程氏兴起于明末清初，在医学教育上，清朝尽管大体上延续宋、明以来的制度，但日趋衰弱，不复历代兴盛。新安程氏以天下苍生为重，注重中医的传承教育，通过世代家传与师徒教育的形式，造就了不少医学名家。此外，历代医家亦有自学、私淑某家而精于医者。

新安程氏或父子相传，或师徒相授，在授业期间注重因材施教，除自幼诵读医书、跟随祖辈临诊见习外，不少医家为探寻医学真谛，四处拜名师求艺，得诸多名家教正，求学态度非常严谨，勤思多问，心摹手追，技艺不断提高，获得理论与实践并进的效果，这也成了中医学传承的主要手段。

徐广济为新安程氏的开山鼻祖，程氏曾立"祖师会"世代供奉，至清末有48个家头以医药为生，入会祭祀。

溪源自古就创有文会，文会除以诗词歌赋为旨趣外，亦切磋医理、交流医技，程光炘尚设，至程良书又有西林书院，均以医学教育为目的，倡导后学，培养人才。

程门雪师承汪莲石、丁甘仁等大家，融合新安与孟河精髓，1928年任上海中医专门学校教务长，编写中医教材，主持全校教务，协助丁氏父子办学，成为近代中医教育的先驱者。

上海中医专门学校，是近代国内第一所比较正规的中医高等学校，这所学校后来对上海地区乃至全国的中医事业发展都有所贡献，培养出诸多中医名流、学者。开卷的创业维艰，民间办学的困境，加上内忧外患的压力，并没有让程门雪等前辈却步，他们以"昌明医学，保存国粹"为己任，排除万难，坚持办学，培养出数以千计的学生，这样的敬业精神，何等崇高。

程门雪亲力亲为（图2-20），编写《伤寒论歌诀》《医语讲义》《诊断学》等教材；其代表作《金匮篇解》就源自《金匮讲义》和《杂病讲义》，被上海中医专门学校、私立上海中医学院、中国医学院、中华国医专科学校等校作为教材，经程氏本人、黄文东、朱霖生、管理平、何时希等执教鞭，沿用20多年。此外，程门雪又

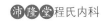

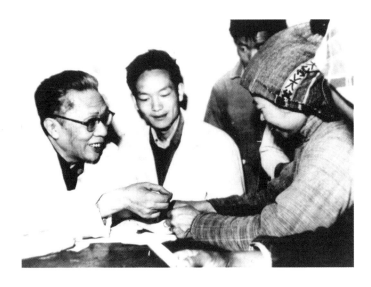

编著《妇科摘要歌诀》《西溪书屋夜话录歌诀》《藏心方歌诀》《妇女经带胎产歌诀》等,这些歌诀通俗易懂、朗朗上口,成为中医学习的门径。这一时期的教学实践,为新中国成立后程门雪教育理念的形成奠定了基础。

新中国成立后,中医教育事业百废待兴。1956年,国务院批准在北京、成都、上海、广州建立四所我国最早的中医药高等院校。周恩来总理亲自任命程门雪为上海中医学院院长,同时担任上海中医学会主任委员、中共中央血吸虫病防治领导小组中医组组长等(图2-21)。在中医教学上,程门雪倡导对中医继承狠下功夫,学术主张伤寒温病统一论,重视学生中医学基本功的培养与

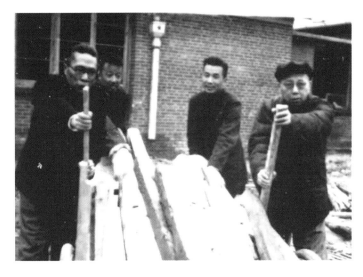

训练,启迪思维,学以致用。程门雪的教学思想,迄今仍对中医药教育具有现实意义。

上海中医学院作为新中国首批中医高校之一,如何办好中医院校,如何培养高级中医人才,是值得思索的问题。建院之初,由于没有现成的办校模式可供借鉴,曾兴起过一股在短期内实现中西医合流的思潮。针对这种医学"大跃进",程门雪头脑冷静、不避艰险,直斥这是违背科学发展规律的冒进思想。"中医的发展首先要老老实实地做好继承工作。只有在全面、系统、实践、分析的基础上继承,才具备发扬的条件。"他指出,中医现代化研究除应有中医特色思路外,更应有中医特色的研究方法。这些理念,在今天仍有重要的指导意义。国医大师裘沛然先生曾回忆:"程先生为党的中医事业献身的精神,他宝贵的临床经验和医学理论造诣,凡是全国医学界中了解他的人,无不钦佩他高超的医术,与他经常接触的中医同道(图2-22),也都对其留下很深印象。"

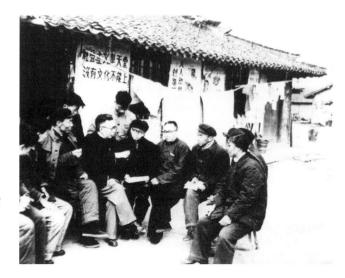

程门雪与黄文东等讨论
危重病人救治方案
图2-22

抗日战争时期,程定远就以武救国、以医救民。1932年,他考入南京中央国术馆,专门研究内家武术及推拿接斗技术。后辗转于江苏昆山、苏州、无锡等地,传授内家武功,并悬壶济世。后在江西南昌创立天笠太极拳社,同时开设伤科诊所,以"拳剑雪耻""青囊济世"为宗旨,传武、医民。退休后长期在南昌、婺源、黄山一代传武行医(图2-23),并带领弟子前往西德传功及针灸技艺,在骨伤和针灸等方面,程定远对培养年轻人极为重视,举办了多种进修班,亲自授

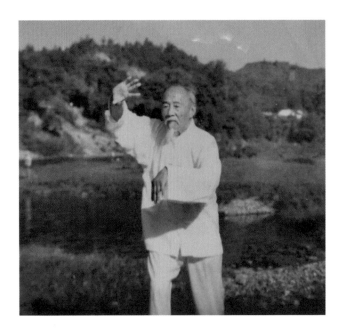

程定远在演示六合功
—
图2-23

课,培养学生数千人。其传人也运用武当正宗伤科在各自的岗位上治愈了不少病人。

程剑峰打破家传戒律,为程派伤寒的传承打开了新的局面,将三百年一脉相承的仲景心法,倾囊相授于弟子,并在全国多次宣讲。

医灯续焰,薪火相传,程氏兴教学、重文脉,其影响遍及全国,远播海外,在中国近代史上留下了浓重的一笔。

三、博学多才为上,广施济众争先

医为仁术,医者仁心,以"仁"为核心的中国医学道德观,激励着新安医家救死扶伤、无私奉献,并承前启后,言教身传,代代相袭,发扬光大,它集中而完美地体现了中华民族优秀传统文化的伦理道德和人文精神,成为推动中医药学术和中医药事业持续向前发展的精神动力。

历代新安程氏医家传承、发扬中华民族优良美德,以治病救人、济世为己任,医术精湛,医德高尚,为后世树立了德医双馨的光辉榜样。

大医精诚,谦谦君子。谦虚才能博学,博采才有专长。新安程氏业医者虽有家学渊源,但他们不仅传承一家之技,多又四处拜能者为师,博采众家之长,如程定远自幼就外出游历,遍谒天下名道,先后拜汪兰斋、肖尚义为师,求其术、研其技,潜心岐黄,终多建树,成为一代伤科和针灸名家。程光炘,初习儒,邑试曾名列前茅,未获隽,父命习医,历游吴越,在漫长的游历生涯中,曾经做过塾师、西席、幕僚,但所到之处,常与当地名医结交,虚心请益,游历江湖8年有余,终于积累了大量经验良方和临证经验。

新安程氏数代均在汉口经营,徽州人"十三在邑,十四在天下",外出经商人数甚多,汉口是其乔寓集中之地,很多商旅长途跋涉,加上水土不服,难免羁患,新安程氏常急人之所急,在季节交换之时,事先配备应市成药,博施济众,"先发大慈恻隐之心,誓愿普救含灵之苦",深受乡民爱戴。

"沛德隆礼,精业岐黄"是沛隆堂人的座右铭,是从德与业并重的角度,激励后人德医双修。程雪影将"以佛家慈悲,行医家方便"作为座右铭,终生以画为生(图2-24),以医济世,即便是在饱受摧残的"文革"期间,依然活人无数。

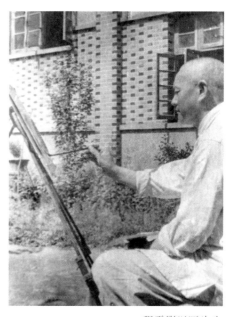

程雪影以画为生

图2-24

上溪村木戏台附近的一个农民,因腹内生痈,经前医久治乏效,情况十分危急,求治于程雪影先生,为稳妥起见,程雪影请了几位好友会诊,众友人都束手无策,程雪影认为仲景的大黄牡丹汤再加排脓之品应该能起效,众友人则云,病人奄奄一息,如再用大黄,弄不好病人会因之毙命,何况病人极为贫困,药钱都没有着落,何必多此一举,但程雪影仍然坚持已见,投排脓散大黄牡丹汤加减,一剂痛平过半,大便已通,仍照前方续治,并用活血消瘀散肿之法,前后花费药费七八元,都是程雪影垫付,亦因病人生活困难,始终未曾向其收过费,后来病人愈后,下河抓了两斤鲜鱼,作为酬谢,程雪影念他家贫,不肯收,病人再致敬意,程雪影不得已才收下,当晚还烧了鱼请曾经会诊的医友品尝,为此贴了两斤好酒。这样广施济

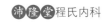

众之事,乡间流传甚多,而程雪影总说微不足道。

沛隆堂程氏医学自创立以来已近300年,经历了历史的变迁和时代的变革。新安程氏虽然不断迁徙,但在汉口、安徽和上海一带久负盛名。

第五节
代表著作

《儿科摘要》

本书属于珍稀抄本,约成书于1738年,是由程大良所辑录,在继承前人学术观点的基础上,结合个人的临床心得编纂而成。《儿科摘要》分推拿与汤药两部分,宗幼科之要,博采众家之长,为程氏儿科的发展奠定了基础。

《儿科摘要》里的部分内容摘自明代龚居中所著的《幼科百效全书》,分"幼科急救推拿奇法""幼科分门症论"及"幼科诸方总录",并记载了程大良治疗儿科疾病的临床经验处方和加减方法,有论有法,有方有药,有图解,有验案,其中的图文均为程大良手绘,字迹工整,绘图明细。

儿科昔称小方脉,又曰哑科。然程大良则谓儿科为医者不可不精,不可目之为小方脉,小儿不能主诉病苦,或述之不详不确,全赖医者之细心体察,分析病人代诉,方能做到辨证论治精确无误。要详查患儿脉息、指纹、面色、苗窍、声音、动作,以为辨证之据。判断宜准,治疗须慎,不可苦寒以伤阳,亦勿温燥以灼阴,万勿谓体属纯阳,恣用苦寒滋腻,戕其生机。

程大良治疗小儿伤寒、发热咳嗽,喜用《备急千金方》里的麻黄汤,此方为麻黄桂枝各半汤合黄芩、石膏,人多不解。程大良则认为小儿为稚阳之体,最易传变,故用麻黄桂枝各半汤微发其汗,又合黄芩、石膏以截病机,防其内传,不少小儿伤寒、发热咳嗽,每能投剂即效、覆杯而愈。

小儿惊风,为小儿急症,程大良取《备急千金方》里的石膏汤,以大黄、牡蛎、龙骨、栝蒌根、甘草、桂心、赤石脂、寒水石,研磨作散,以备猝病时,急取服下，每有立竿见影之效。

程大良谓，仲景弟子有杜度与卫汛，卫汛撰《四逆三部厥经》《妇人胎藏经》及《小儿颅囟经方》三卷，可惜散轶于战乱，其方或可见于《备急千金方》等书，后人学好用活，获益非止一端。

程大良在《儿科摘要》中详细论述了小儿变蒸之说。他认为小儿出生后，要发育生长，一般以三十二天前后作为一个发育周期，要十个周期，三百二十天初步长成，之后还要经过一百二十八天的发育，才彻底完备。变蒸是发育成长过程中的必然反应，变，是反应轻微，蒸，是反应强烈，在此期间，会有发热、咳喘等轻微反应，当仔细观察，问清病史，不可骤用汗下，以防患儿正气衰微，反生剧变。

《金匮篇解》

程门雪著，何时希、莫雪琴、程焕章整理，第一版于1986年8月由人民卫生出版社出版。《金匮篇解》（图2-25）是程门雪1926年在任教上海中医专门学校之时撰写，作为当时的金匮教材以供门人学习。程门雪1921年经丁甘仁的引荐，入学插班于上海中医专门学校，当年即以优异的学习成绩毕业，成为首届毕业生，并留母校任教。程氏学术根基于新安程氏一脉，又受教于汪莲石，学非一宗，可谓兼收并蓄。

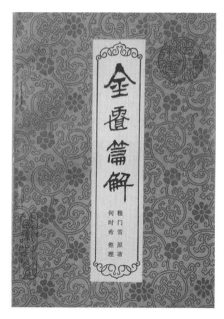

《金匮篇解》
图2-25

《金匮篇解》原为程门雪当年执教私立中医院校时所用的讲稿，其弟子根据程氏的有关著述整理编写而成。该书深入地阐发了《金匮要略》原文的含义，并结合作者的临床体会，逐篇、逐条、逐句地加以发挥或评注，对条文中的疑点、难点进行透彻解析，在汲取历代医家研究成果的同时，阐述了作者独到的见地。该书行文流畅、句式典雅、全篇通解、融会贯通、旁征博引、深入浅出、拾遗补阙，集中体现了程氏早年对《金匮要略》

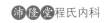

研究的学术特色。书中附有整理者的按语,介绍了多年跟随程老先生学习的体会和应用"讲稿"的心得,画龙点睛,颇有借鉴价值。另外,该书还收入了程门雪晚年的有关论著,使全书内容更加丰富充实。

程氏于仲景学说致力最深;上自《内》《难》,下至百家,兼收并蓄;经方与时方并重,取长补短,贯通变化;见诸实用,融合无间;是近代颇有影响的中医学家。《金匮篇解》熔古今医家成果与程老先生几十年的从医心得于一炉,是学习或研究《金匮要略》难得一见的重要参考书。不论是对初学(自学)中医者,还是从事中医理论研究和临床工作者来说,都是值得一读的力作。

《金匮篇解》原是《金匮》与《杂病》两课的教材,新中国成立前的私立上海中医专门学校、中医学院、中国医学院、中华国医专科学校曾用作课本。

《金匮篇解》分26篇(外加一篇学习体会),包括痉病、百合病、中风病、历节病、虚劳病等。附录部分乃程氏晚年发表于医刊的讲稿,因其属于《金匮》范围,故加以整理,附于有关篇章之后。原著中尚有妊娠、产后、调经、带下、妇科杂病5篇,拟另编入妇科论著中;而表里、上下、虚实同病等5篇,将和其他医药论文,编入程门雪医学杂论中。由于程氏对中风病研究尤深,为体现其学术特点,《中风病解》一篇,采用与本书不同的晚年经验,并加入了《中风病篇进一解》一文。

《书种室歌诀二种》

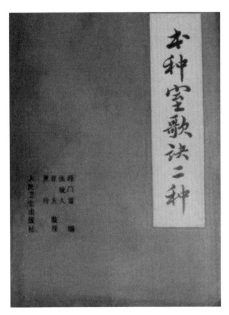

《书种室歌诀二种》

图2-26

程门雪著(图2-26)。以《伤寒歌诀》为主,另有《女科摘要歌诀》和《西溪书屋夜话录歌诀》。程门雪师从名医汪莲石,深得老师的青睐和心传,毕生致力于中医临床和教学工作,尤其对伤寒、温病学说有深邃的理论造诣。博采古今,熔经方、时方于一炉,善用复方多法治疗热病和疑难杂症,用药以简洁、轻巧、灵动见长。

本书所编歌诀虽为辅导课本,但

其言简意赅,朗朗上口,便于记诵和应用,故其"门弟子珍比珠玉"。正如国医大师张镜人在其序中所说:"撷医论之菁华,汇方药之分析,于'古书则研求古训,于后人书必分别疑似'。且去取审慎,注释明白,章句简练,音韵和谐,堪称歌诀上乘。"

国医大师张镜人自告奋勇为程门雪先生整理校订《书种室歌诀二种》,利用这一机缘,执弟子礼,就《伤寒论》的问题虚心讨教,程老娓娓不倦"疑义相与析",让其胜读十年书,获益颇多。

程氏学识渊博,勤究仲景学说,在对《伤寒论》条文进行分析、归纳、注释时,结合临床经验,又汲取名家医论之精华。如引用钱璜、喻嘉言、王旭高等研究伤寒、温病名家之说,还博采中医经典巨著之精论,如《内经》《医宗金鉴》《千金方》《外台秘要》《伤寒活人书》《温热论》等,取各家及医学文献之长,阐发独到见解。如对喻嘉言、孙尚之"风伤卫,寒伤营,风寒两伤营卫"的"三纲说"提出批驳,认为其与临床实际不符,麻黄汤中麻黄、杏仁不入营分,"唯桂枝色赤通心入营,焉能谓本方专治伤寒?",而"桂枝汤既然以桂枝为主,复有大枣,断无不入营分之理,又怎能说专治风伤卫?"。他赞同王旭高"表虚表实,只在有汗无汗之分,不在风寒营卫之分"。程氏对仲景用药法度娴熟,进行过总结、分类、归纳、综合。如将小柴胡加减用药法归纳为"烦而不呕去参可,加入栝蒌实一枚,清热除烦结满化,渴除半夏加蒌根,再加人参以生津,腹痛减芩加芍药,外热加桂须除参,胁下痞坚去大刺,加以牡蛎软坚好。小便不利心下悸,通阳利水茯苓效""咳加五味与干姜,枣姜人参减宜晓"等,指出仲景咳必用干姜、五味,减人参、大枣以防补壅,心悸必用茯苓,腹痛必用芍药,胸满去芍药,烦者去人参,渴者去半夏、人参等。这些对后人掌握伤寒方加减有很大启迪。此外,对有汗不得用麻黄、无烦躁不得用石膏等,也结合临床经验进行了解释,强调不可一味胶柱。

程氏对仲景方药的剂量也深有体会。如讲解大青龙汤与麻黄汤,认为"大青龙汤,类似麻黄汤,独取麻黄六两,倍麻黄汤之数,固由旨在取汗,亦以内有石膏,不得不重其分量,故云服汗出,停后服";又如解释麻杏石甘汤除石膏加薏苡,化为麻杏苡甘汤,治疗风湿在表之无喘而一身尽疼,法当微汗使风与湿俱去,故麻黄只用半两而余药相等,且每服仅四钱匕;强调经方非特药味取舍甚严,分量需斟酌。此外,程氏对桂麻各半、桂二麻一汤亦进行了辨别分析,认为仲景方中剂量、煎法上变化别具一格,举一反三则应变无穷,而反对前人注解《伤寒》,过于拘泥与呆板。

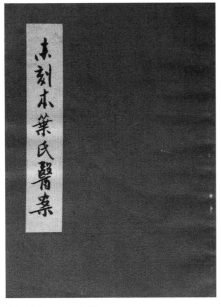

《未刻本叶氏医案》

图2-27

《未刻本叶氏医案》

本书为程门雪校订(图2-27)。

本书底稿是20世纪上半叶由上海张耀卿医师收藏的抄本,经名医程门雪借得校读,认为原为叶氏门人周仲升所抄录,而辗转抄得者,幸距叶氏卒年未久,内容未经修饰,浑朴可珍。按语虽简率,处方却极精细,药味无多,而选药至严,运用古法,变化尤妙,真属天士手笔,非伪托或抄集旧案改头换面成书者可比。其内容大多有其特点,医案编排"系按日抄录门诊方,未曾经过修饰整理者,真可靠之叶氏原按也,中间夏秋暑疟利咳嗽方最多,其余则调理虚损杂病间见(程门雪《校读记》)"。

叶氏对仲景学说亦进行过深入的研究,下力颇深,程门雪对其极其推崇,曾谓:"阅叶氏医案,如读渔洋绝句,似赏思翁书法。"并在《未刻本叶氏医案》评注中指出:"天士用方遍采诸家之长,而于仲师圣法用之尤熟。叶氏对于仲师之学极有根底也。"程门雪不忍叶氏医案湮没不彰,遂而潜心研究,精心校注,对阐扬叶派学说,其功甚伟。

《程评叶案存真》

程门雪著。程氏既皈崇叶氏,自己治病又长于伤寒温热及杂病调理,故对叶天士医案的各种版本遍加学习,辨别真伪(叶氏学说盛行时,书贾颇多作伪),就其按语精辟处、配佐融洽处、运用经方之灵活处、复方之操合法、相反之从治法,以及脉症不符、症方相许处等,于读书之际,一一加以评注。或从其是而阐扬之,或因其非而评骘之,文笔流畅,说理条析,不固执己见,不阿谀曲从,一切以治疗效果为依归。这种实事求是的客观态度，正是读书治学最可贵之处，足资学者们借鉴。《程评叶案存真》评注于乙亥年（1935年），程氏34岁，正当精力弥满，力学不倦，时常彻夜不眠，从事于《伤寒论》《叶氏医案》等书的著述，翠墨丹黄，钩稽考索，至今遗下著作十余种，大都成于此前后十年之际。《程评叶案存真》采用的是周学海评本。对于周批的某些不妥之处，程氏均做了批评。为了使读者厘清原书与评注的蛛丝脉络，整理者采用了"周评""周注""周总评""程评""程注""程按""程评周""程眉评""程总按""大旨"等小标题。

程老读书，喜读原著，但于己未明了处，绝不随心所欲地解释。他在"吐血篇"的一则医案评注中说："凡读医案，其按语不解者，可据方以推其余，勿拘泥于句下；但片语只字，亦当仔细推敲，勿轻轻放过，而信口讥评。"又在"噎隔反胃篇"的一则医案评注中说："治病之误杀人少，著书之误杀人多，立言不可不慎也。"程老读书的求实精神，值得吾辈学习继承。

《汤头歌诀增续》

程雪影著，未刊本。《汤头歌诀》为清代著名医家汪昂编著，共选名方205首，分门别类，将组成、功用、主治等用韵语编成诗歌赋体，言简意赅，读之朗朗上口，便于使用、记忆，深受广大中医学者的欢迎。程雪影在原著的基础上增补方剂18首，附方35则，作为增辑，使其内容更加完整丰富。又因为文体所限，《汤头歌诀》原著使人难以深悟，程雪影白话解本，使原著能更好地适应时代的发展。

《汤头歌诀增续》的修订使原著内容更臻完善，对每首方剂均说明出处，然后分歌诀、汤名、主治、药理、雪按、附方等部分论述，内容全面、丰富、实用，功用、主治更为规范准确。方义按君臣佐使详加分析，揭示了组方用药规律。适当增补的附方，拓宽了主方的应用范围，使方剂增至400余首。

《妇科心法要诀白话解》

程雪影著，未刊本。本书为《医宗金鉴》的一部分，《妇科心法要诀》的白话解本。本书主要论述中医妇科四大证，即胎、产、经、带，内容虽简，却基本包括了中医妇科各种疾病的诊断和治疗，故可作为初学中医妇科的参考。

原书为诗歌体裁，利于诵记，但限于韵文，有些地方不免文辞过简，而且原

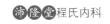

注亦为文言,对于现代学习者,常常在理解上有诸多困难。因此,程雪影特在原书基础上,加以语释,以利阅读,使它能更好地发挥作用。

本书的注解,主要是按照原诗的含义,结合原注的内容,用白话逐句顺译著,力求浅显易懂,对于部分难以理解的名词,专门做了适当的解释。

本书还适当进行按注,汇集了编撰者的经验和见解,讨论了程氏一门对于妇科胎、产、经、带四大证及疾病的病因、病机、治则、方药等方面的看法。

《程门雪医案》

本书于2002年1月1日由上海科学技术出版社出版,上海中医学院编写,介绍了程老从医五十余年的验案168则及其学术思想的主要内容。所选病案为内科常见病、多发病,也有妇科、儿科及五官科、皮肤科,其中包括一些疑难重病案,全面反映了程老治病能明辨证因、洞悉症结、有变有常、有缓有急、层次井然,处方取精用简,用药轻灵见长,熔经方、时方于一炉。

程门雪强调在临床上要借鉴前医处方经验,着重阴阳虚实辨证,来治疗各种疑难危症,如一慢惊风患儿,神昏睛露,角弓反张,口唇焦裂,汗出如洗,四肢厥冷,二便失禁,舌质光红,脉沉弱欲绝。前医曾先后用养阴救液、回阳固脱两法不效,且险象环生。程氏接诊,以其脾肾阳竭,肝肾阴伤,阴阳不相维持,离决之际立待,果断用庄在田理中地黄汤回阳护阴,方中既用温阳健脾,又有滋阴润燥,配伍得当,竟使患儿迅速得救。

他常用古昔名方加减出入,熔为一炉。如甘麦、大枣、炙甘草汤治心悸,百合地黄汤治内伤神志病,近效术附汤治阳虚眩晕,平胃散治失眠,宣明断下丸治久痢,醉香玉屑散治湿泄、瓜果积,转舌膏、地黄饮子治中风失语,肾厥玉真丸治偏头痛,越桃散治腹痛,牛膝膏治血淋,金水六君煎治肾虚痰成,宣郁通经汤治痛经,六神煎治脾虚发热等。如此种种,在《程门雪医案》中每多体现。

《临床一得》

本书为程雪影之未刊本,程雪影从事中医临床工作近五十载,涉猎内外妇儿,尤精专于肝病,其学贯中西,循古拓今,通晓经典,精于辨证,经过长期的临床实践,逐渐形成了鲜明的学术思想。《临床一得》是程雪影学术思想和临床经验的整理与总结,内容包括医案医话、典型医案。其中医案未分类,以其晚年医案为主；医论医话则是程雪影多年医道求真的心得体会，其医论理论联系实际，不尚空谈，医案思路清晰，辨证精确，资料完整，可资借鉴。

《临床一得》均为"文革"期间的医案，程雪影博览群书，无论是《伤寒论》等经典，还是民间医书，以及单方验方，无所不读不记，并培养了记录医疗经验的习惯，他曾谓："平日临证，若有所得，日积月累，不但可前后比观，尚能查验思辨上的进退。"程雪影20余岁就名动邑内，至60余岁，已然是名扬徽赣的名老，当时有十余本记录，均被好友借去而遗失了，唯留一本，为钢笔手写，字迹流畅，不愧为儒医之作。

《临床一得》不仅体现了程雪影丰富的临床经验和理论上的真知灼见，更重要的是透过字里行间，能领悟到他孜孜不倦的学术追求。他在临床实践中善于将经方与民间单方与祖上验方合用，治疗各种疑难病，快速解除病人病痛；在学术上，他敢于突破经典的束缚，中西合参，辨病与辨证相结合，用药独辟蹊径，不拘一格，屡起沉疴。

《武当淮河功法医学传真》

本书为程定远之未刊本。程定远为武当正宗淮河流派第二十二代掌门，为了使武当正宗功法、医学广泛传播，为人类健康做出更大贡献，程定远开办培养武当正宗功法、医学人才的培训班，亲自传授"六和功""淮河太极""武当剑"三种功法及部分医疗知识、技术。在培训班授课期间，他还结合教学，义务为群众治病百余人次，并在治病的同时，将治疗方法传授给病人或其亲属。《武当淮河功法医学传真》实为其功法、医学之培训教材及疗效总结。

《武当淮河功法医学传真》分六和功、武当淮河太极、武当剑、武当淮河功法医学、练功效果五部分。程定远先生是一名为全民健康事业默默耕耘近70年的医家及武术家，既有丰富的实践经验，又有精到的理论见解。《武当淮河功法医学传真》详细阐述了武当正宗淮河流派功法、医学之精粹。

武当素有"龙门主道，字门主拳，淮河主医"之说，武当淮河功法医学乃武当正宗道医，主要依靠一双手（推拿、点穴、正骨）、一根针（针灸）、一把草、一炉丹（道家气功）。实践证明，该功法在治疗各种疾病，特别是在治疗众多疑难杂病方面，常有意想不到的功效。

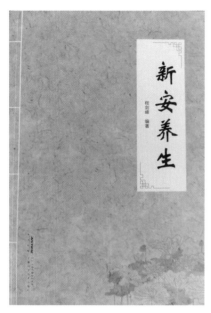

《新安养生》
—
图2-28

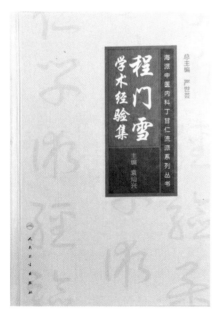

《程门雪学术经验集》
—
图2-29

《新安养生》

本书(图2-28)于2016年12月由安徽科学技术出版社出版,作者程剑峰。新安养生文化是中华民族优秀文化的一个重要组成部分,历史悠久,源远流长。《新安养生》一书分为六篇,分别为新安养生的渊源与传承、发展,新安养生法,新安养生名家与名著,养生漫谈,茶疗养生方,新安程氏育儿精要。本书旨在厘清新安中医养生源流、挖掘整理新安历代名家养生学术经验、归纳总结新安中医养生的学术特点及现代发展,对新安养生文化追本溯源,结合当前形势提出运动养生、环境养生、饮食养生等养生原则,既有简单易行的新安传统养生方法,也不乏对传统诗意生活的完美追忆。本书有自己独特的系统理论、流派思想、技艺特征、养生产品,是不可多得的非物质文化遗产。

《程门雪学术经验集》

本书(图2-29)于2017年11月由人民卫生出版社出版,作者袁灿兴,为海派中医内科丁甘仁流派系列丛书之一。

上海市卫生和计划生育委员会率先全面开展对海派中医学术流派的发掘研究工作,并积极支持各学术流派的基地建设,丁氏内科流派在严世芸教授的主持下,先后两次荣获上海市中医药事业发展三年行动计划重点资助。遴选了六个丁氏内科流派基地建设项目（黄文东、严苍山、张伯臾、童少伯、徐嵩年、韩哲仙），以及六个学术思想研究项目（丁甘仁、程门雪、秦伯未、章次公、陈存仁、裘沛然）。

　　本书主体包含四部分内容。"生平史略"，介绍医家程门雪生平、成才之路、医德医风、趣闻轶事、艺术造诣等；"学术钩玄"，介绍程门雪的学术思想及学术影响、临床所长、用药特色和验方等；"医案医话"，筛选流派各医家的代表性医案，旨在反映该医家学术、临床水平、医学见解；"附篇"，多收录医家程门雪的诗文绘画作品、大事记、传人谱等。丛书重视文物资料的搜集和史料的脉络梳理，重视资料的真实性与可信度，通过文字记述历史、反映现状、会聚人文，是首部反映程门雪医学全貌且具高度研究价值的集成性著作。

　　程门雪一生著述甚为丰富，但由于历经"文革"浩劫，《藏心方》去向不明，《妇科讲义》缺经闭门，《程门雪医案》缺膏方资料，许多早年程门雪先生的论文及医话均未系统整理。作者袁灿兴和他的团队多次拜访程门雪的家人、同事和学生，广泛寻索，终将部分遗稿和著述补全，为今后深入研究程门雪先生的学术奠定了基础。

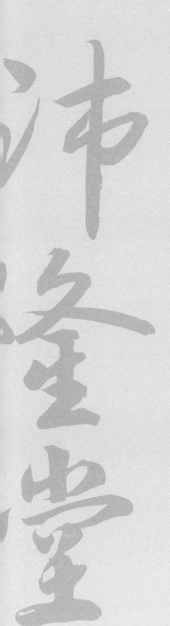

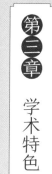

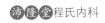

第一节
理论观点

一、经方名世　专务实学

程氏历代医家学识渊博,治学严谨,精通仲景之学,以辨证为本,上溯《内经》《难经》,旁及诸家,更参以亲身临证之所得,发仲景未竟之意,对《伤寒论》《金匮要略》理论与实践均有颇多阐发与创新,极好地发挥了《伤寒论》《金匮要略》作为临床诊断治疗学纲要的指导作用。

每种医学都有自己的主体诊疗模式,即独特的临床思路和诊疗规律,《伤寒论》也是如此。它的医学体系特点主要体现在两个方面:一是保留了汉代以前经方家的古医道的思辨模式,二是体现了张仲景对六病分治原创性的框架设计和构思。

程氏医学的开山鼻祖程濂,授业于徐广济,在伤寒理论上多有建树,在其影响下,程氏历代医家以研究或阐发张仲景《伤寒论》的辨证论治、理法方药为旨趣,仅程门雪一人就有《伤寒论歌诀》等数部阐述经典的论著,并主张"从各家入,复从各家出,取其精华,熔一炉治"(图3-1)。程雪影附庸方有执六病提纲说,程

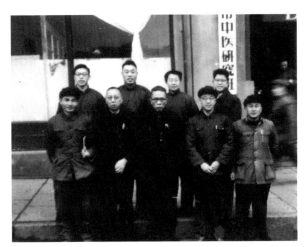

程门雪创办中医研究班

图3-1

琴香则是程氏医家中集大成者,他提出"六病形证说",认为六病是六种不同形证的划分,是"伤寒热病从化之生之变",在阐发伤寒理论上匠心独运,更注重临床应用,虽述而不著,其学说却在从业弟子中广为流传,丰富了经方医学宝库的内容。

程琴香力倡回归《伤寒论》,详论《伤寒论》对《黄帝内经》学术的继承关系,反对时人畏用伤寒方,详述方理为《伤寒论》方辩护,指出伤寒发病不分南北、不分四季,并对六病分立、传经、治法和剂量等问题都有深入阐发。

自汉、晋至宋、元,中医学术由盛转衰,主要的原因是《伤寒论》由主流走向了边缘,临证论治,背离仲景。

程氏认为王叔和对于《伤寒论》功过参半。王叔和历尽艰辛,收集整理,撰次仲景遗论为《张仲景(药)方》,此为中医临床医学的重要源头,为中医临床医学的发展树立了里程碑。其卓越的贡献,如清医学家徐灵胎所言:"不有叔和,焉有仲景?"然叔和之过在"立言不慎",其在编辑《伤寒论》时,首先加入了其私自撰写的《伤寒序例》,其次在《伤寒序例》中将《难经》"阳盛阴虚,汗出则弊"与"阴盛阳虚,下之者亡"两句话,私自改成了"桂枝下咽,阳盛即亡"与"承气入胃,阴盛则死",以致后世视桂枝汤为毒药,麻黄汤、大小青龙汤更被视作禁忌。

新安程氏代代相传,尊仲景为先师,遵《伤寒论》《金匮要略》为规范,善于辨证,为学严谨,弘仲景之学,不遗余力,不计毁誉,崇尚实践,不尚奇异。

金元医家张元素提出"古方今病不相能"之说,意思就是说,古人的方子不适合今人的体质。程氏医家程昌植则认为古今之病,都不是孤立存在的,也不会永恒存在,是依一定的因缘条件而存在,疾病繁杂变化,有万千症状,仲景依据人体罹病后不同的证态,科学地将之逻辑归纳为六大法则,从而应对万千变化,使《伤寒论》这一经典巨著的精神内涵如朗日当空,万里澄明。

柯韵伯曾说:"夫仲景之道,至平至易,仲景之门,人人可入,而使之茅塞如此,令学人如夜行歧路,莫之指归,不深可悯耶?"中医学大道至简,而经方体系则是中医学的核心所在,是执简驭繁的关键。

二、形神兼治　以神治形

"形神合一"理论是中医学中重要的学术思想之一,也是整体观念的内涵

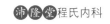

之一。中医学认为，生命必须包括形和神两个方面，而沟通其间的便是气。形，指形体，包括人体的脏腑、皮肉、筋骨、脉络；气，指充盈其间的精、气、血、津液；神，指人体的精神意识思维活动，包括神、魂、意、志、思、虑、智等。形是神的物质基础，神对形起主宰作用。《内经》认为"形与神俱"，则"形体不蔽，精神不散"。

"形神合一"理论对于心身疾病的临床辨证论治具有重要的指导意义，有学者提出"形神共治"学说，然大多是针对不寐、梅核气、奔豚气、郁证、胃脘痛、胁痛、脏躁、癫证、狂证、痫证、阳痿等所谓的心身疾病，亦即有明显精神诱因的一类疾患。而程氏先贤则认为"器者生化之宇"，人之形体即是"器"，而其一切生生化化，都是在神统摄之下有序进行的，脑神是一切生命机体的主宰，以化神机，从而推动一切生命的运动。《黄帝内经》云："治其神，令气易行。"当你能改变神机的运动轨迹时，那么体内的气机也随着那运动轨迹而改变了，从而恢复形体生化之序、态与势，此便为"以神治形"之妙。

形与神，是人体生命活动过程中最基本的两个方面。中医学认为，两者之间有着密不可分的联系。临床治疗时，通过调形可以治神，通过调神亦可以治形。我国传统哲学强调"制则形从"，程氏医家更加重视神在人体生命活动过程中的主导作用，认为人体作为一个有机的整体，其脏腑、气血功能的正常发挥及相互之间的协调平衡，均离不开神的统帅和主宰。如果神之主宰机能减弱，则会造成脏腑功能紊乱，气血运行失常，甚则出现"神去则机息"的严重后果。《灵枢·本脏》中有"志意和则精神专直，魂魄不散，悔怒不起，五脏不受邪矣"的记载，说明神气平和是维护脏腑功能正常的基础和前提。

程氏医家程琴香认为，人身之气，略而分之，则有两种：一种是血气，荣养人的肉身，一种是神气，荣养人的神机。《灵枢·官能》篇说："用针之要，勿忘其神。"其实用针如此，用药亦是如此，"治神"无论是在针刺治病过程中，还是汤药治病过程中，均为至关重要的方法和要领。

"动神以治其形"，在一些重大疾病和疑难杂症方面，人体本身存在着一个调控系统，具有自我调整、控制、修复、防御能力，而这些功能的发挥，即是神机的功用。新安程氏注重"形神兼治，以神治形"，就是通过药物恢复人的调控系统，从而恢复人体正常的机能。

仲景在《伤寒杂病论》中记载了很多神志病的发病特点及"治神"的方法，

但后世医家很少有人理解它的真谛，人们往往忽视了情志对脏腑气化功能的影响，其实情志失调影响气化，其来骤，其症显，而气化功能失常影响情志，其来缓，其症不显。如"百合病"是神气失畅导致的精神状态不正常，故而出现"有如神灵者"。妇人经水适来或适断，又感外邪，热与血结于血室，形成昼日明了，暮则谵语如见"鬼"状，病情都非常危重，仲景也提出了针对性的治神之法。

三、明辨形证　以结为机

皇甫谧《甲乙经序》谓："是仲景本伊尹之法，伊尹本神农之经。"可见《伊尹汤液经》是《伤寒论》的原始蓝本。《伤寒论》与《内经》的医经体系不同，它自有其独特体系，这两个体系根本的区别在于它们的逻辑思辨。

"辨象证思维"是《内经》体系中所使用的最主体的认识论方法，《内经》体系是建立在类比思维上的医学体系。"辨象证思维"的思维方式的一个重要应用，是以阴阳五行构建医学体系，这个体系的建立，其实一直是束缚中医学发展的桎梏，在五行的规范下，人体生命结构与功能被机械、简单地划分为五个系统，并且拘于五行的生克关系解读脏腑之间复杂的生理病理联系，不仅使中医学对人体生命的认识失于粗简与模糊，也使中医学这么多年来一直处于难以突破与创新的困境中。

与《内经》体系相对的《伤寒杂病论》体系，我们称之为仲景体系，它与《内经》体系最大的不同，是更多地运用归纳推理，无论对病因、病位、病性都落至实处，有具体的形质。

古往今来，仲景体系以外的医家，仅关注五脏六腑基本功能的属性，对于组织结构方面（即形质方面）则鲜有论述，造成长期以来中医只言功能，不言固定组织结构（形质）的误区。而仲景审查病变机理时，无论病因、病位、病性都有形有质。譬如对于外感病病因，程氏医家认为不可拘泥于"六淫"之说，外感邪气本身并没有寒热的差别，而是每个人体质不同，形藏有别，感受同一病邪，依从不同体质会出现不同的症状，因此，我们制定方药时，更多的是要考虑疾病动态过程中不同阶段的病理状态，这个病理状态包括三焦、气、血、精、津液、脉的盈虚通滞、升降出入，并审查腠理九窍的张弛变化，即结合致病的因素，流通的气、血、精、津液、脉，固定的组织结构三个方面进行分析，从而确定病因、

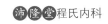

病位、病性,结合病变本质,得出正确的病机结论,故云"病因、病位、病性乃病机三大要素也"。

《神农本草经》中有"凡欲疗病,先察其源,先候病机"之言,人是一个有机的整体,体外与体内有着密切联系。疾病发生时,人体内部气、血、精、津液、脉的病变,都会通过症状、体征或各种征象表现出来,这些症状、体征或各种征象,便是病机的外在征兆,古人称之为形证。仲景在《伤寒论》与《金匮要略》里每言"辨某某病形证并治",即是以形之于外的特有征兆揣度病机,但他将病因、病位、病性都落在实处。程氏医家认为仲景的体系之所以伟大,正是因为他走的是实证的路线,可以反复验证、度量,可以随着科技的进步,被合理地细化,不至于陷入粗简与模糊的桎梏。

程氏医家认为只有利用史学方法,才能说清这一知识体系产生、形成、发展的过程,知道其中"伪"的成分,何以"伪";被实践检验"真"的部分,价值何在。这样才能去伪存真,破除那些虚幻的吹捧、不知所以然的"中医科学论"或"全面否定论"。

程氏医家认为《内经》体系理论,并非中医的原发性思维,这里值得一提的是,目前学术界已经普遍认识到中医理论结构中包裹有哲学成分的事实,然而对于这种成分,很多业界人士坚持"哲学文化"成分是中医的特色,应当继续保留。程剑峰则认为,应当且可以去除这些成分,用更先进的仲景理论框架来替代,否则中医理论研究不可能进入实验室,也无法与现代医学接轨。

在疾病的证治过程中,程氏医家神悟仲景体系精髓,十分重视三焦、气、血精、津液、脉的盈虚通滞,升降出入,并审查腠理九窍的张弛变化。

人体全身的脏腑器官、四肢百骸、气血津液、上下内外联系成一个有机整体,阴阳不通则无生无化,阴阳交通则生化无穷。可见,古人探讨疾病发生的原因和原理,着重与人体气机通道的通与畅,中医通道理论来自于"五脏之道,皆出于经隧,以行气血,血气不和,百病乃变化而生,是故守经隧焉",经隧就是中医所言的人体通道系统,外应天地自然,内系六腑、经络、官窍,人体的内部道路从不同角度将通道的类别加以界定,就有不同的形式,但概念内涵是相同的,都泛指气血津液运行和代谢的道路,三焦、经络两者皆具有通道的特性,"经隧"通则人体康健,"经隧"闭结则疾病由生。

《汉书·艺文志·方技》小序云:"经方者,本草石之寒温,量疾病之浅深,假药性之滋,因气感之宜,辨五苦六辛,致水火之齐,以通闭解结,反之于平。"从原文来看,"闭"和"结"是秦、汉时期经方家对疾病基本病机的认知,而"通闭""解结"是其治疗疾病的基本手段,其治疗的目的是"反之为平"。

受《黄帝内经》阴阳学说的影响,现代中医学界对正常人体的认识侧重于"阴阳平衡",对整体病机的认识侧重于"阴阳失衡",在治疗大法上强调"以平为期",其逻辑思辨与古之医道其实是两个不同的体系和语境。

张仲景博取医经家和经方家之所长,结合自己长期积累的医疗经验,构建了一个完整的临床诊疗体系,对病机的认识更是独具特色,其辨证、治疗和处方原则对后世医家诊疗疾病起到了重要的指导作用。

仲景先师在《金匮要略·脏腑经络先后病脉证》中提出"若五脏元真通畅,人即安和"这一观点,强调了"五脏元真通畅"是人体达到健康状态的基本条件,也是治愈疾病要达到的最终目的。"元真通畅"这一治则,无疑是建立在秦、汉时期的经方家对疾病病机认知的基础上。"元真通畅"则人体内部脏腑经络组织之间协调统一,精微物质通过气、血、津液之通道——三焦、腠理与九窍,布达循行于全身,内入脏腑,外达肌肤皮毛,既滋养着人体脏腑经络,又通过气化推动、调节着人体的生理功能,以保证人体正常的生理状态。

张仲景不仅对病证、脉象使用"结"来命名,且在症状描述、病机探讨中亦以"结"论病机者最多,而病证名、脉象、症状的"结"与之密切相关。张仲景所论的"结"病机,即将一元之气(包含气、血、精、津液)的停滞、闭结视为疾病的本质,故而"结"既不是一个独立的疾病,也不是一个单独的症状,而是由于各种内外因素,造成人体通道闭塞,气、血、精、津液运行失畅的一系列证候之总括。

四、四一结合　阴阳会通

"郁结"即为病机,仲景依据病位的表里不同,确定"在表行营卫,在里通脏脉"的基本治则,时时顾及通其郁闭,疏畅气机,使得阴阳会通,则人体康泰。

从现代微观的视角来看,人体是由不可计数的细胞所组成,而每一个细胞是依靠细胞外部的液体与外界进行物质交换,现代医学试图用pH值、渗透压、温度等来量化和描述这种交换的状态,其实这些机体自身的调节活动,都是神机化生应变的结果,人和机器最大的不同在于:机器在损坏之后,其自身不借

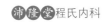

助外力的帮助无法自行修复,而人在得病之后,在不借助外力——药物治疗的情况下,却有自我愈合的可能。

如何改变病理状态?中医疏畅气机、会通阴阳有效的方法包括中药内服、中药外敷、针灸、推拿及导引等方法。程氏历代先贤意识到,顽疾每需综合治疗,首先是结合中医各种治疗方法,优势互补。集合各疗法综合治疗、优势互补是一种大智慧。

沛隆堂程氏的内科医学主要体现在"固本培元气、清源养太和"的独特学术思想和"四一结合"的综合调治思路。"固本培元气、清源养太和"一方面审证求因,适时攻邪,祛除致病的根本;另一方面不断扶正、顾护人的元精、元气和元神。"四一结合"即"一双手——推拿疗法""一根针——针灸疗法""一把药——中药疗法""一炉丹——气功疗法"。

沛隆堂程氏内科在学术思想上有着鲜明的特点,即辨病与辨证相结合,突出以病为本、为体,以证为形、为标的认识,几百年来不断摸索各类疾病及其专方专药的规律,故而沛隆堂程氏内科在临证时遵循先辨病、后辨证、再论治的独特模式,使得新安程氏辨病明确、辨证清晰、针对性强、剂大力专,善治内科疑难杂症,且屡获佳绩,从而享誉皖、沪、赣数地(图3-2)。

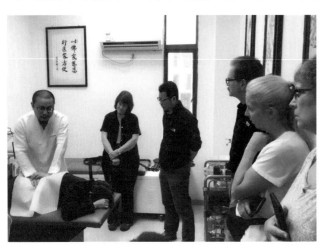

程剑峰为美国访华学者治病

图3-2

第二节
诊断发明

阴阳脉法

"脉学"是最具有中医特色的学说之一,也是我国传统文化最宝贵的精粹部分。"脉学"经验来自民间,根植实践,数千年来许多医家不断地累积个人长期临床经验,由古遍诊法逐步演变成至今的"独取寸口""三指脉诊""切脉",几乎成为中医诊病的标志,在中医辨证论治中有着不可磨灭的指导作用及重要意义。中医的延续与发展在相当长的时期是靠传承,派系间缺少交流,形成一定程度上的保守与封闭状态。然而,古脉学并非完全失传,在民间依旧有很多待人挖掘、发现的特殊脉法,只因大都以口耳相传、师徒密授,从而鲜有人知。

脉诊这种独特的技艺,是古人在长期与疾病斗争的过程中总结出来的,程氏历代先贤十分重视对脉法的研究和传承,程氏绳字辈程琴香将程氏脉法称之为"阴阳脉法"。程氏脉法,本乎《伤寒论》《金匮要略》精义,或参合证治体验而就,言之成理,验之不虚,发皇古义,另辟新说,诚属风格别具脉学宗派(图3-3)。

1.阴阳脉法的意义

阴阳脉法的意义是将病人的病脉与健康人的平脉相比较,以"阴阳两分"之法,辨别疾病的表里、虚实属性等,确定疾病病机。程琴香云:"持脉之道只在料度、知机、明势、定法、预后",确定了阴阳

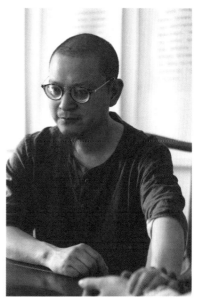

程剑峰在诊脉

图3-3

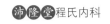

脉法的意义。

2.阴阳脉法的来源

程氏治学,主张"一法不立,一法不舍,谓之正见"。阴阳脉法,原本就是从实际中得来的一门学说或方法论,它不仅完全经得起实证、实践,本身还同科学毫不背离,无时无刻不与我们的生命有着真实而密切的联系,非常积极向上。

确切地说,阴阳脉法并非程氏创造和发明,而是对于仲景脉法的总结和发扬。仲景先师本人也是阴阳脉法的实践者、受益者、证明人及宣扬者,他留下的著述,虽非脉学专著,但脉法在《伤寒论》中占有十分重要的地位,它贯穿于辨证施治的各个环节,与理法方药的每一方面都有着有机的联系,脉学是仲景学术思想体系中极为重要的组成部分。仲景不仅把脉象看作是脏腑经络病理变化的外在反映,还应用脉法来解释病机、鉴别病证、确定治法、判断预后。程氏将其概括为"料度、知机、明势、定法、预后",实际上是实践仲景脉学的"心法",是为了帮助后学变得同仲景一样,"虽未能尽愈诸病,庶可以见病知源"。

3.阴阳脉法的核心思想

阴阳脉法的核心思想是号脉辨证以"见病知源",并可预知未病的发生。其诊断疾病以脉证并重,认为脉"最是无假"。

仲景自序中说道:"感往昔之沦丧,伤横夭之莫救,乃勤求古训,博采众方,撰用《素问》……虽未能尽愈诸病,庶可以见病知源,若能循余所集,思过半矣。"程琴香认为"见病"之见,当为照见、当为详察,《伤寒论》与《金匮要略》各篇,先讲辨病,后讲辨证,故各篇标题为"辨××病脉证治"。"病"是纲,而"证"是目,故治病先需辨病。各病各具发病原因,有其发展过程与传变规律,有其一定的治疗原则,有专方,甚至专药。各病所具之原因、发展过程及传变规律,即为各病之源。"证",则是每个病在其发展过程中各个阶段的临床表现,还可以因人、因地、因时、因治疗经过而异。

程氏医家认为临床识病与分证,当以脉证并重,切忌主观臆测、凭空推论。

社会上有一些群众,对中医诊脉抱有神秘感,同时又有一些江湖医生,利用他们的这一心理坑蒙拐骗,自吹自擂,说什么仅凭切脉即可断病,"病家不用开口,便知病家病情"。程氏医家认为,此为对脉法之曲解,以为中医仅凭切脉即可断病,以致本末倒置,误人误己。

"持脉之道只在料度、知机、明势、分证、定法、预后",脉诊的作用包括辨别疾病的类别,对相似疾病进行鉴别,确定疾病的病位、深浅,明确疾病的主要原因和机理,推断病势的发展态势、证型分类,并为病人确定治疗大法、考察治疗效果、判断疾病的预后、确定治疗疗程,以及判定吉凶、洞察生死。概括地说,程氏脉法将仲景之脉证合参思想发挥到了极致。

4.阴阳脉法的脉诊特色

所谓"切而知之谓之巧",脉诊作为一项具有技巧性与可操作性的中医特色诊断技术,切忌轻实践而重理论,以致"心中了了,指下难明"。

(1)古脉布指:程氏阴阳脉法以三指平布为诊法之常,临诊之时,诊者又需根据病人的具体情况,选用各种合适的指法,尚有一些在特殊情况下使用的侧、挽、辗转、俯仰等特殊指法。

①三指平布:诊脉者的手指指端要平布,手指略呈弓形倾斜,与受诊者体表约呈45°为宜,这样的角度可以使指目紧贴于脉搏搏动处。指目即指尖和指腹交界棱起之处与指甲二角联机之间的部位,形如人目,是手指触觉较灵敏的部位,指目便于推移,以寻找指感列清晰的部位,并调节适当的指力。

②中指定关:三指下指时,先后中指按在腕后高骨内侧动脉处,然后用食指在关前(远心端)定寸,用无名指按在关后(近心端)定尺。

③布指疏密:布指的疏密要与病人的手臂长短和医生的手指粗细适应。病人的手臂较长或医生的手指较细时,布指宜疏,反之宜密。在儿科之中,由于儿童寸口脉短小,常常用"一指(食指)定三关",而不细分寸、关、尺三部。

④持脉定位:用自己的双手从病人的桡侧端(外侧)切入,以指腹按高骨定位寸关尺布指,不可用指尖切脉。同时用拇指顶住病人的腕背,拇指与食指、中指、无名指呈加持状态,谓之持脉,不同于大多医家只用三指按脉而不用拇指对应夹持,病人手臂常会随着医家的举按而上下移动,影响诊脉。

(2)阴阳脉法的指法:阴阳脉法的指法分举、按、推、寻、循、总按、单指等。

①举法:以诊脉之高深也。

②循法:指循脉道的轴向上、下相移,诊脉之长短和脉搏来势的虚实。

③寻推:左右、内外微微推动,以诊脉之广狭、厚薄、曲直、紧、缓。

④按法:分初持久按,以诊脉之迟、数、滑、涩、止、代。又有单持总按,以诊之去、来、断、续。

(3)阴阳脉法的特色:脉诊在诊疗过程中占有举足轻重的地位,阴阳脉法

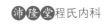

被程氏医家代代传承与发展,时至今日,已形成了脉法流派,极大地促进了程氏医学的发展。

程琴香云:"持脉之道只在料度、知机、明势、分证、定法、预后。"所谓料度,即揆度奇恒,通过脉诊洞察一般的规律和特殊的变化,从而正确地判断病情。程氏的脉诊独具特色,所谓独具特色即是他源于仲景古法,而不同于其他辨证论治体系。《金匮要略·胸痹心痛短气病脉证治》的第一条:"夫脉当取太过不及。"程氏先贤认为此为仲景古脉之大眼目,太过与不及则为病,阴阳平和谓不病,程氏阴阳脉法使阴阳之辨与治调阴阳高度统一,用于整体把握气血阴阳的盛衰,气机的升降出入,用于指导疾病的诊治和病情顺逆预后判断。

①虚实为辨脉总纲:仲景体系中的虚实与现代八纲的虚实概念有着很大的区别,可具体概括为人体有形与无形的病邪、人体内阳气与津液的盛衰情况及寒热状态,因此仲景体系以虚实为总纲。

《伤寒杂病论》脉诊以虚实为总纲,结合病位及病性之规律,从而更好地把握疾病状态,进一步指导临床诊疗。无论外感热病或者内伤杂病,疾病之核心是正邪交争,是邪气与人体正气交争而形成动态的病理生理过程。

在疾病的证治过程中,程氏医家神悟仲景体系精髓,十分重视三焦、气、血、精、津液、脉的盈虚通滞、升降出入,整体把握气、血、精、津液的盛衰,气机的升降出入,用于指导疾病的诊治和病情顺逆预后判断。

②料度病位、病性:仲景古医道与后世医家的理论特点、归纳方法有很大的差异,更为注重病位、病性、病势、病机的辨证,删繁就简、提纲挈领的效果,并且更具准确性、规范化和可操作性,具有重大的指导意义。

需要特别指出的是,仲景体系的阴阳与现代"八纲"体系的阴阳有着天壤之别,仲景体系的阴阳多指病位的概念,局部或微观部位出现的脉象特征往往与病人的发病部位密切相关。阴阳脉法,即是通过对脉象的把握,对疾病迅速做出定位、定性的判断,并能准确对应到机体脏腑组织的相关位置。

程氏医家认为,病是恒动不居,确定疾病不同阶段的病变部位和病变性质是辨证的核心和关键。就辨病位而言,又可细分为寸口分部以定病位、以阴阳分之,寸为阳尺为阴、寸口三部脉与人体三焦部位对应等数种。

寸口分部以定病位:寸口分部与部位应人(病),仲景先师对寸口脉的分部描述简约而灵活,并非一成不变,为考察病证,在《伤寒论》中多采用阴阳两分法,而在《金匮要略》中则多采用三焦三分法。

以阴阳分之,寸为阳尺为阴:以阴阳分之,寸为阳尺为阴,以前、后分之,寸为前尺为后,厘析病证的阴阳表里属性,考察气机的升降出入。

寸口三部脉与人体三焦部位对应:按仲景古法,将寸口脉分为寸口、关上、尺中,寸关尺三部分别相应人体上、中、下三焦。寸关尺三部又可细分为微出寸口、寸口、上关上、关上、微下关、尺中六部,分别与人体自上而下的不同部位相互对应。

三部对应:"寸口"即寸脉,对应人体上焦位置;"关上"即关脉,对应人体的中焦位置;"尺中"即尺脉,对应人体的下焦位置。

六部对应:微出寸口,对应喉中;寸口,对应胸中;上关上,对应心下;关上,对应脐旁;微下关,对应少腹;尺中,对应气冲。

阴阳脉法与人体的对应关系独具特色,并不像其他脉诊体系中,寸关尺对应左应心、肝、肾,右应肺、脾、命门那样机械,而是遵循着整体观的思想,由抽象概括向具体精细定位。

程氏医家临证时往往先定病位,后定病性,不仅能提高辨证的准确性,还能极大提升诊治疾病的规范性和可重复性,其实用价值极高。

譬如咳嗽一病,后世医家分类纷繁,临床极度难以掌握,而程氏医家,只将咳嗽按病位分在表与在里,在表者脉浮,在里者脉沉,并以厚朴麻黄汤治表证咳嗽,以泽漆汤治里证咳嗽,这些均为阴阳脉法的特色,为程氏不传之秘。

程氏阴阳脉法除料度病位、病性之外,尚有"知机、明势、分证、定法、预后"诸多法门,因为篇幅及知识产权诸多原因,此书从略。

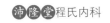

第三节
治疗创新

一、通利腠窍治百病

中医理论的特点和优势是"整体观",强调"天人合一",人与自然相应,运用取类比象、司外揣内、因发知受、审证求因的方法,将人体的生理病理与自然界的正常、异常物象相比类,试图揭示人体"黑箱",从宏观上把握人体的生理病理变化。这套宏观的理论体系,千百年来为中医历代医家所推崇,但随着西学东渐,传统的中医辨证论治方法的模糊性和笼统性,逐渐暴露出一定的局限性和欠缺之处,尤其在诊断方面,其不足之处更加显现,成为制约中医进一步发展的突出弊端。

1800多年前,仲景先师以其独特的视角,推测出体内有一个大至无外、小至无内的人体结构——三焦腠窍系统,开始从宏观与微观双重角度认识生命。但该理论一直未得到应有的重视。为进一步完善"三焦腠窍"理论,笔者根据古今文献,对"三焦腠窍"的相关内容进行了整理,以揭示"三焦腠窍"对仲景理论体系的贡献。

1.三焦腠窍理论的缘起

医学是哲学思想和医疗实践相结合的学术,中医更是如此,因此中医不是一成不变的医学,它随着时代的变化,结合所处时代的流行,用当时的语言来解释医学。可以看到,阴阳得势,中医讲阴阳;五行得势,中医讲五行;佛教流行,中医讲佛理;科学当道,中医讲科学。因此,中医是有古今之别的。

中医古今之别,在于"阴阳会通"和"平调阴阳"两种理论的侧重点不同。古医道侧重"阴阳会通",而我们今人则侧重"平调阴阳",这两者有各自的特点和优势。

"阴阳会通"是站在气一元论的高度来思辨与治疗疾病的,"气聚成形,形散为气",气与形可以相互转化,行气血则泛指气的运动及其产生的各种变化,气化活动是以气机的升降出入来体现,气机的升降出入运动产生了各种变化,在人体里,这种变化就是气、血、精、津液间的相互转化及新陈代谢的过程。

2.人体通道——经隧

(1)经隧的概念。《素问·调经论》指出:"五脏之道,皆出于经隧,以行气血,血气不和,百病乃变化而生,是故守经隧焉。"

何谓经隧? 经隧是经络与隧道的总称。

什么是经络呢? 经络,是经脉和络脉的总称,"经"有路径之意,"络"有联络之意,经脉是经络系统的主要通路,络脉是经脉的分支,络脉具有网络遍达全身之名。

《灵枢·本脏》云:"经脉者,所以行气血,而营阴阳,濡筋骨,利关节者也。"

王冰注:"隧,潜道也。"经脉伏行而不见,故曰经隧。因此,古医道中的经络与我们现代所言之经络在定义上有一定的差异。经隧的含义就很广,包括了一切微观可见乃至不可见的人体内部的通道,都可以称之为"经隧"。我们现代医学研究发现的水、蛋白、热敏、离子通道等,可以传递介质、因子等,但这些通道都是伏行而不见的,这些也是人体通道的一部分,都属于经隧之范畴。

经隧作为人体内部的通道概念的提出虽然较早,但是对于它的概念、类别,还没有专门的学者做过细致的研究。

(2)经隧的分类方法。古今中外医家曾经从不同角度将人体通道的类别加以界定,其形式虽纷繁各异,但概念内涵是相同的,均泛指气、血、精、津液运行和代谢的道路。

按现在的语境来分析,经隧是复杂人体中各部分联系的功能系统,对于这个系统,古今中外各种研究或学说从不同学科或角度尝试揭露它的本质,但迄今为止尚未完全发现并完善解释。

经隧为输送精、气、神的通道,其中三焦为经隧的一部分。三焦是全身体液的通路,主持诸气。经脉、三焦皆为气、血、精、津液的运行道路,除了这些,还有气门、玄府、腠理、膜原,举凡种种,只要是能够传送物质或是讯号,受到约束及规范,沟通上下内外,不论是有形还是无形的,都可以视为人体内部的通道,都可称之为"经隧"。

经隧之名目如此繁多,如何将其合理地分类,并指点临床呢?

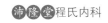

人体精气的生成、输布、转化及代谢是一个十分复杂的过程,我们无法透过观察取得气在人体中的作用规律及变化,面对这样一个重要的过程,古人只能通过以功能将其分类名目。

整体观念是中医学重要的思维逻辑,古医道以功能性为实质导向,强调整个系统的整体性,"气化"则体现在对人体结构和功能的统一,人体内部的通道则扮演着将两者进行联系沟通的角色。中医通道理论则是建立在气化理论的基础上,以三焦、经络为通道主体,通过气机升降出入的运动,对外与大自然沟通,对内脏腑彼此相互联系作用。

(3)经隧分类:《灵枢·邪客》云:"五谷入于胃也,其糟粕津液宗气,分为三隧。"饮食进入人体后产生的糟粕、津液及气会分别由不同通道进行输送,因此古人认为经隧之功用,依据运输输送的内容物的属性区分,可以分为糟粕通道、津液通道、气的通道。

人体内三焦、腠理、玄府、经脉及络脉等,是人体不同属性的通道,但它们并不是相对孤立存在的,通常彼此连贯,可以在输送血液的同时输送气,输送津液也主持诸气,输送糟粕也输送水液,不同属性管道间的连通结构,可以看成单一种类与复合功能的关系;通过不同通道间结构单位相似性的类比,在通道结构上大都具有间隙或孔隙特性,如网络般的路径分布到周身各部位,作为气、血、精、津液循行路线及循环往返过程,通过气机升降出入的运动,对外与大自然相应沟通,对内与彼此间独立存在、相互作用的每一个气化之宇,进行气、血、精、津液间相互转化、输布和流注的新陈代谢过程。仲景将这个过程称之为"阴阳会通"。

3.三焦腠窍

能将全身内外上下联系为一个整体的经隧主要有两个。一是经络,经络是运行气血、联系脏腑和体表及全身各部的主要通道,是人体功能的调控系统。经脉在机体的内部,贯穿上下,沟通内外;络脉、别络、孙络是经脉的分支,在机体的表面,纵横交错,遍布全身,它们共同将人体内外、脏腑、肢节连成一个有机的整体。

另一个人体的经隧便是三焦腠窍通道,即三焦—腠理—九窍通道,是人体水液运行的主要通道,并主持诸气,它的作用不亚于经络。

(1)三焦。三焦可以说是中医学重要概念之一,频频出现于古今医籍,很多同道都知道,《难经》的三焦与《黄帝内经》的三焦,概念、本质是完全不同的,这也是造成后世医家对于三焦概念、形态、功用等的认识争议不休的原因。在《内经》中只针对三焦的生理功能进行论述,对其形态和结构并不明确;而《难经》中提出三焦有名而无形,认为三焦只有名称,为虚拟性的水道、气化之道,并无实质性的脏器,故张锡纯言:"气化之透达,又不必显然有隧道也。"

《素问·六节藏象论》云:"脾胃、大肠、小肠、三焦、膀胱者,仓廪之本,营之居也,名曰器,能化糟粕,转味而出人者也。"

《伤寒杂病论》和《黄帝内经》一样,没有关于三焦形质的明确表述,在论述部分疾病病机和临床表现、治法治则、病变定位等方面,有不少涉及三焦的内容,对于三焦与其他脏腑的关系方面,未明确表述三焦分部包含其他脏腑的观点,对于三焦之有形与无形未有描述记载,对于《难经》命门之说亦无文字记载。

"三焦",是上焦、中焦、下焦的统称,"三焦"这个"焦"字做何解?自古医家争议甚多,程琴香提出三焦原为地界说,认为"焦"通"郊","郊"乃古代诸侯的行政区划,大国分为三郊三隧,《书·费誓》云:"鲁人三郊三隧。"孔颖达疏:"三郊,谓三乡也。盖使三乡之民,分在四郊之内,三隧之民,分在国之四面。乡近于郊,故以郊言之。"

《伤寒论》中涉及"三焦"名称的条文总共只有六条,虽然论述较少,但也能充分看出张仲景将《内经》《难经》中的三焦名称、概念及含义理论,创造性地运用到外感急性热病实践中的辨证意义。

(2)腠理。《金匮要略》云:"腠者,是三焦通会元真之处,为血气所注;理者,是皮肤、脏腑之文理也。"腠,《集韵》云:"肉理分际也。"理,《玉篇》将其解释为"道也"。因此"腠"指间隙,实为分布于周身之皮肤、肌肉、脏腑、组织之间的各种各样的组织间隙,"理"即组织间隙与外部会通的细小通道。

由此可见,三焦与血气相关,且具有"通会元真"的功能,并与腠理、皮肤、脏腑有着紧密联系。腠理是三焦外通躯体、内通脏腑的通道,外到皮肤,里到脏腑,凡是组织的间隙都是腠理。

《金匮要略》将腠理的生理功能归纳为通会元真与走注气血。

①通会元真:元真,即元气,是维持生命活动的物质。按照现代医学的语境,通会元真即物质和能量的转化过程,在一定意义上看,这个过程其实是新

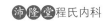

陈代谢的过程,腠理是这一功能的结构基础。

②走注气血:走注气血,实际上是传化输泻,运清泻浊。腠理通会元真,带来了通会元真的原料,使元真充足,同时又带走无用的废物,或从汗或从二便排出。气血灌注腠理,腠理通会元真,构筑人体四肢百骸、五脏六腑等。由此在内形成一个统一的微观世界,在外构筑起一个个既独立又功能联系密切的脏腑、皮肤、肌肉等宏观世界。上面两个主要功能相互紧密联系,泛化为人体的生机神韵,保持人体的正常生命活动。

人身的各种腠隙融合会通,形成通会元真与走注气血的腠道,其纵横交错于内外,融会贯通于脏腑,上下往来于表里,无所不通,无所不达。

由此可见,三焦腠理在形态结构上囊括了人体内至脏腑,外至皮肤、肌肉等处的各种腔隙结构、缝隙结构和组织间隙(包括细胞间隙)结构。三焦系统的功能实质上就是发生在人身各种腔隙结构,特别是组织间隙结构和细胞间隙结构中的各种运化、气化、生化活动。

(3)九窍。人体诸窍是遍布机体上、下、内、外、经络、脏腑、四肢百骸的机窍,诸窍的功能在于它是体内外物质、气机、信息、出入的门户与枢纽,通过正常的开阖调控脏腑。在临证中调节诸窍的开阖是治疗疾病的重要手段。人体诸窍众多,故古人以"九窍"命名。

"九窍"并非局限于我们日常所言之五官九窍,而是一种既宏观又微观的孔窍及门户结构。人体全身各处,五脏六腑、经络血脉、皮肤肌腠等都有大小不一的孔窍及门户,元气的流通、气机的升降、血液的灌注、津液的输布、神机的运转等,均依赖于"九窍"的畅通利滑,才能保证其正常的生理活动。

在生理情况下,人体通过上述诸窍的正常出入,与外界进行物质交换,维系机体阴阳平衡、气机协调。若机体发生病变,可影响诸窍的正常出入,而窍闭出入失常,又会促使病情恶化,仲景强调的"勿令窍闭"在治疗上有着重要意义。

"九窍"这一无物不具的微观结构,正是为"无器不有"的出入升降气化活动提供了形态学基础,伴随着气机的运行、津液的流通和血气的渗灌,生命的神机也随着"九窍"发挥其调控作用。

4.张仲景强调"通畅元真"

张仲景在《伤寒论》和《金匮要略》中构建了独特的伤寒、杂病防治诊疗体系,论述了疾病发生、发展和传变规律,并在《金匮要略·脏腑经络先后病脉证》

中提出"若五脏元真通畅,人即安和"这一观点,强调了"五脏元真通畅"是人体达到健康状态的基本条件,也是治愈疾病要达到的最终目的。

"通畅元真"这一治则,无疑是建立在先秦时期的精气学说以及两汉时期的元气学说基础上的。秦、汉先哲认为化生天地万物,有着一种本原物质——"元真",在当时的语境中,"元真"两字多指"精""气"之义,但仲景将其含义扩展为人体的气、血、精、津液,强调人体脏腑气血之间的流通,保证人体新陈代谢正常运行的必备条件就是气、血、精、津液的通畅。元真的通条畅达保证了脏腑经络组织之间的和谐流通与交融。因此,仲景在《金匮要略·脏腑经络先后病脉证》中提出"若五脏元真通畅,人即安和","元真通畅"可以理解为人体内部脏腑经络组织之间的协调统一,精微物质通过气、血、精、津液之通道——三焦与腠理,布达循行于全身,内入脏腑,外达肌肤皮毛,既滋养着人体脏腑经络,又通过气化推动、调节着人体的生理功能,以保证人体正常的生理状态。

5."勿令九窍闭塞"是仲景重要的治疗思想

仲景在《金匮要略》首篇明示:"若五脏元真通畅,人即安和。"接着提出"勿令九窍闭塞"的治疗思想,为中医药诊治疾病拓宽了视野。

"九窍"之理论,由来已久。《素问·调经论》云:"五脏之道,皆出于经隧,以行血气,血气不和,百病乃变生。"《灵枢·脉度》云:"五脏失和,则七窍不通。"《素问·生气通天论》云:"故圣人传精神,服天气,而通神明,失之则内闭九窍。"由此可见,"九窍"并不独指眼、耳、鼻等官窍,而是以"九窍"统括遍布机体上、下、内、外、经、脏腑、四肢百骸的机窍。[①]

《金匮要略》云:"腠者,是三焦通会元贞之处,为血气所注,理者,是皮肤、脏腑之文理也。""器者,生化之宇",三焦腠理是一个小宇宙,小到生化是在细胞分子水平上进行的,而且三焦腠理的气化、生化活动参与了体液、物质、能量代谢、细胞代谢和体液免疫。

张景岳云:"窍为门户要会之处,所以司启闭出入也。"九窍便是三焦腠理的门户,人体诸窍是遍布机体上、下、内、外、经络、脏腑、四肢百骸的机窍,诸窍的功能在于它是体内外物质、气机、信息、出入的枢纽,通过正常的开阖调控脏

①王春梅,汤利红,汪雪晴.张仲景"勿令九窍闭塞"治疗思想探微[J].时珍国医国药,2005,16(9).

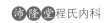

腑。在临证中调节诸窍的开阖是治疗疾病的重要手段。

"三焦—腠理—九窍"是通向宏观整体与微观整体的桥梁,是中医在微观细胞层面的理论依据,也是中医对细胞层面的病理生理的认识新途径,将为中医在微观领域的全面阐释建立科学基础,为中医药诊治疾病拓宽视野,使中医药治病作用机制的微观定性定量成为可能。

中医以气一元论为核心,精、气、神是生命的物质基础,实现生命有序和自我修复的健康目标,是通过三焦对脏腑经络气血神机的整合来完成的。

"三焦—腠理—九窍"与刘河间提出的"广义玄府"学说有相似之处,虽均从遍布机体的微观结构上认识疾病的发生和病因病机,但在层次结构上,"三焦—腠理—九窍"都比"广义玄府"更为具体和清晰。"三焦—腠理—九窍"理论的提出,有助于丰富中医学理论,推动中医学理论体系的完善,程氏医学的传承者,将努力加大对"三焦—腠理—九窍"相关理论、临床和实验研究的力度,进一步阐明病机的科学内涵,为其临床治疗相关病证提供理论依据。

二、寒温统一治热病

《温病学》和《伤寒论》同为中医医学两大经典,不仅在学术思想上奠定了中医理论的基础,更是在临床辨证用药时有着重要的指导意义。自清代以来,随着温病学的形成和发展,在中医界围绕着对《温病学》的评价及其与《伤寒论》的关系的争论,就一直没有平息过。两者同为祖国医学对外感热病辨证论治的方法与认识,能否规范、能否统一,越来越为广大的中医界人士所关注。

温病学说形成的时期应该是清代的中期,从叶天士学术观点的提出,到现在也就200多年,这期间经过无数医学家的不断努力,才逐步形成了完整的学术体系。相反,人们对伤寒病的认识比较早,自东汉末年《伤寒论》成书,就形成了比较完整的理论体系,后世对伤寒的研究也比较深入。新安程氏一门,是仲景学说的实践者、传播者,无疑也是仲景学说的受益者,但从一开始,就已然洞悉两者的统一性,极力主张把伤寒和温病对热病的辨治理论相融合。

1.程门雪开寒温统一之先河

新安程氏程门雪先生,无疑是寒温统一治热病的倡导者(图3-4)。他一生崇奉张仲景和叶天士,深得伤寒和温病理论精髓,极力主张把伤寒和温病对热病的辨治理论相统一。他认为,从东汉而下,近仲景者,唯叶天士一人而已。

程门雪早在20世纪40年代点评《未刻本叶氏医案》校读记中指出:"天士用方遍采诸家之长,而于仲师圣法用之尤熟……近人以叶派与长沙相距,以为学天

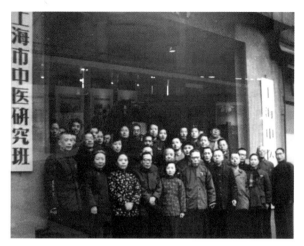

程门雪与中医学院

图3-4

士者,便非长沙;学长沙者,不可涉天士。真是奇怪之极。其实即以温热发明之故,貌似出长沙范围之外,宗奉者复加以渲染,或逾其量。如柴胡劫肝阴,葛根耗胃液之类,下语太死,引起反感。宗长沙者,因而大抵之,越积越深,竟成敌国。承其后者,竟不窥天士一字,但知谩骂鄙弃,不知叶氏对于仲师之学,极有根底也。"世人每言"寒温统一论"最早由万友生于1957年提出,其实是有待商榷的,程门雪先生才是"寒温统一论"的开创者。

程门雪所处年代,正是伤寒与温病学术争鸣最为激烈的时代,伤寒与温病的纷争越演越烈,甚至很多学者有"古方不能治今病"等论述,程门雪力排众议,承袭《难经·五十八难》中"伤寒有五:有中风,有伤寒,有湿温,有热病,有温病"观点,提出温病、伤寒治方不可截然分开,温病本就包含于伤寒之中,这在《伤寒论》"太阳篇"中早有定论,温病学术当为伤寒学术的发展,他认为,吴鞠通《温病条辨》中首列桂枝汤即证明于此,因此伤寒论是热病辨证论治的基础,温病是其发展和补充。

程门雪对伤寒与温病的探讨,确有真知灼见,针对时医喜用苦寒,程门雪提出温病治疗时运用苦寒药须讲究而慎重,用之不当,每易伤阴。程门雪指出:"苦寒药中之栀子、黄芩、黄连,运用时是有区别的。初起有表邪,宜用栀子,往往与豆豉相配,因栀子有透达的作用;第二步用黄芩,或认为不宜施用过早,以免有遏邪之弊,但亦不必过于拘泥,如温病一开始以口苦为主症即可用,再如

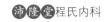

葛根黄芩黄连汤即用于表证未解、挟热下利之初期;至于黄连,对心烦、舌红、呕吐之症,尤为相宜。"

程门雪在临床上能集各家之长,治疗热病,熔诸家心法于一炉,结合自己的经验,创有疏解宣化汤、和解宣化汤等,取得很好疗效。他在20世纪50年代曾诊治王某一热病,初诊:1955年2月18日。寒热初起,不得汗,热势壮,头痛肢酸,口干苦,苔腻,脉浮弦数。先与解肌达邪,佐以宣化。处方:粉葛根4.5克,清水豆卷12克,黑山栀9克,银柴胡3克,竹沥半夏4.5克,赤茯苓9克,薄橘红4.5克,冬桑叶9克,甘菊花9克,鸡苏散12克(包煎),甘露消毒丹15克(包煎)。药仅用1帖,即热退,可谓覆盏而愈。二诊:寒热退,头痛口苦未和,间有泛恶。再从原方损益之。处方:银柴胡3克,竹沥半夏4.5克,酒炒黄芩4.5克,姜川黄连0.9克,薄橘红4.5克,云茯苓9克,枳壳3克,炒竹茹4.5克,冬桑叶9克,炒杭菊花6克,薄荷炭2.4克,白蒺藜9克,荷叶边1圈,甘露消毒丹12克(包煎),2帖。此案即用其所创之疏解宣化汤、和解宣化汤加减化裁。

同年治有一袁姓热病,初诊:1955年2月9日。寒热不清,咳嗽多痰,头胀痛,苔腻,脉浮。先以疏邪宣化为治。处方:清水豆卷12克,黑山栀4.5克,带叶苏梗4.5克,荆芥穗4.5克,冬桑叶9克,杭菊花6克,竹沥半夏4.5克,赤茯苓9克,薄橘红4.5克,白杏仁9克,象贝母9克,焦六曲9克,荷叶边1圈,炒谷芽9克,炒麦芽9克,1帖。二诊:寒热退,头胀,咳嗽未清,脉象浮濡,苔腻未化。再以原方出入治之:冬桑叶9克,杭菊花6克,嫩前胡4.5克,熟大力子4.5克,薄荷八分(后下),赤茯苓9克,竹沥半夏4.5克,薄橘红4.5克,象贝母9克,白杏仁9克,生米仁12克,焦六曲9克,荷叶边1圈。此案亦为1帖即热退,所用亦是疏解宣化汤、和解宣化汤二法化裁,栀子豉汤、小柴胡汤法与桑菊饮一炉而化,表里同治,伤寒与温病之方并用,却游刃有余,其功力可见一斑。

2.程琴香倡伤寒统外感

程琴香为新安程氏绳字辈医家,为新安程氏医学之集大成者,其综论伤寒热病,认为张仲景伤寒二字统括四时六气外感之证,其诊治外感既强调六病分证,又会通三焦腠理九窍之说,治疗中重视时时顾护阳气,用药以灵稳清轻见长,不仅在寒温并论中独树一帜,并主张参破六淫,觉悟从化,使得热病理论体系达到前所未有的高度。

程琴香认为六淫为象,有名而无实。所谓"六淫",乃天道阴阳违序,与道相失的结果,正如《素问·四气调神大论》中所说:"贼风数至,暴雨数起,天地四时不相保,与道相失,则未央绝灭。"程琴香谓:"阴阳违序,与道相失,即为六气纵淫,但其间若无从化,人之感邪,则何有万千变数,只持一方治春温,持一方治夏暑热,持一方治秋燥……又何须有辨证之繁哉?"

清代吴谦在《医宗金鉴》中指出:"人感受邪气虽一,因其形藏不同,或从寒化,或从热化,或从虚化,或从实化。""形藏"即"形体"与"五脏"体质,吴谦认为,在感受同一邪气后,由于个体体质上固有的差异,身体对致病因素侵入的反应不同,因此就形成了不同的疾病证候。由于素体有寒、热、虚、实之不同,病情会发生不同的变化。

一般来说,素体阴虚阳亢者,受邪后多从热化;素体阳虚阴盛者,受邪后多从寒化;素体津亏血耗者,受邪后易致邪从燥化热化;气虚寒湿偏盛者,受邪后多从湿化寒化。程琴香将这种种变化叫作"悍气从化"。这种从化,实际是机体抵抗病邪时出现的种种不同反应。

程琴香云:"诚如月亮在千江水中之'倒影',而'真月亮'即是'悍气',其他均是'悍气'幻化的影子,古人云'千江有水千江月',感邪虽一,幻化却不同,所以同是'阴阳违序,与道相失',而人之病,却有万千变化。"

"悍气从化"不仅仅是体质的原因,如果再加上误治和各种原因,感邪之后表现出来的外相纷繁复杂。因此,如果靠发病以后的诸种外相去推演疾病的病因、传播途径、病理生理,无异于刻舟求剑。

即便是在光电子科学非常发达的今天,外感病的传播传入途径,"外邪"(病原微生物)侵入人体后致病的机制都还不十分清晰明了,何况是在2 000年之前的东汉,因此,仲景由衷感叹:"余宗族素多,向余二百。建安纪年以来,犹未十稔,其死亡者,三分有二,伤寒十居其七。"仲景"感往昔之沦丧,伤横夭之莫救",他感悟到的是怎样的一种智慧呢?既然"外邪"不可捉摸,它的传播途径、"外邪"侵入人体后致病的机制也都不可能十分清晰明了,我们何不放下?放下,便是一种超越,超越了许多假想和局限。

"外邪"侵入人体后,和宇宙中的万物一样,都是在不停地运动和变化着的,这种从化纷繁复杂,没有定式,诸行无常。仲景根据感邪之后"形藏"的病机变化,依据起病时候的状态先别阴阳,后别"六病",撇开了对病因的假想和无谓的推测,此等觉悟,即无为,又有为。可惜,千百年来,我们对待伤寒都是站在

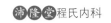

自己的高度去猜测,并没有站在仲景的高度去领悟。

古人由于受历史条件的限制,不可能对细菌、病毒等致病微生物有清楚的认识,认为外感致病因素乃是自然界六气变化过于剧烈造成的,称之为"六淫"。如果溯本求源,便可以发现,六淫乃是取象比类得出的结论。

程琴香认为六淫为象,有名而无实。六淫实际上是在内外因素作用下人体病理变化的综合概括,与自然界风、寒、暑、湿、燥、火六种气候没有直接的因果关系。离开症状、体征,我们就没有办法确定疾病是由哪种淫邪所引起的。

"六淫"作为病因之所以有名而无实,这与它的发展历史分不开。因为中医的发展开始于数千年前的古代,当时既没有进步科学的依据,又没有精良器械可以利用,所以不可能像近代西医一样,面向病变的实质和致病的因素以求病因,只能凭借人们的自然感官,于患病机体的症状、证候反应上探索治病的方法。

人若有了病,就常有自觉和他觉的一些异于健康时的现象反映出来,古人把这些有异于健康时的现象,与自然界风、寒、暑、湿、燥、火六种气候的象做对比,看它和哪种象相似,就联想到是哪种异常气候引起的疾病。因此,这种推演出来的病因是没有实质的。

"六淫"是无实的,然而是不是说自然界"风、寒、暑、湿、燥、火"六种气候对疾病没有影响呢?不同的气候变化,对病原体的孳生繁殖、疾病的传播及身体的抗病能力和适应能力,均有不同程度的影响。但并不是说天气寒凉,孳生繁殖的病原体就是寒性的,而天气炎热,孳生繁殖的病原体就是热性的,这也是为何寒冷的冬天一样有温病,一样有风热感冒的原因。

程琴香经过仔细的考据得出结论。《伤寒论》之"寒",在《释名》中的解释是:"寒,捍也",而"捍"古同"悍",亦即古代汉语,寒、捍、悍,这三个字是相通的,故而《伤寒论》之"寒",乃"悍气"之谓,类似于明代医家吴有性提出的"杂气",虽不尽"触之者即病",但一样是"非风非寒,非暑非湿,乃天地间别有一种异气所感"。

程琴香综论伤寒热病,认为张仲景之"伤寒"二字,统括四时六气外感之证,乃"伤于悍气"之谓。若非天地之间别有一种悍气所感,何致如此?

程琴香参破六淫,觉悟从化,使得热病理论体系达到前所未有的高度。

第四节
用药风格

　　方药是中医治疗的具体手段。中药是长期医疗实践的积累总结,方剂则为治疗经验的有效载体。新安程氏医家由于所处时代、师承关系、生活地域甚至性格爱好的不同,在处方用药中往往显示出与其他医家不同的用药风格。程氏医家在继承前人的基础上总结创新,为中药方剂学的发展做出了重要贡献。

一、法度森严　精专简练

　　新安程氏开山鼻祖徐广济,是汉代仲景方脉医学体系的追崇者,他认为仲景无论对伤寒还是杂病,都有着森严法度,以《伤寒论》与《金匮要略》的经方为例,其治则治法,严格遵照六病证候体系所代表的病机状态(胃气、津液、营卫、三焦、三隧、血脉等)制定,次第井然。伤寒六病,每一病有每一病的形证特点,辩证纲目,相应证候之治法有着严格的治则、规范。徐广济根据自己的临证经验对仲景之思想加以发挥创新,对仲景理论、仲景方药的运用有许多独到之处,是新安程氏经方理论形成的奠基者,其经验在程氏一脉口传心授,为后世经方的应用开辟了蹊径。

　　在徐广济的影响下,程氏处方用药,讲求"精专"二字,从不鱼目混珠、庞杂为用。程雪影认为,经方之配伍法度森严,每用一药必有一药的病机指征,所谓加减一药即成新方,这便是经方与时方相比更为法度森严之处。程雪影在其《汤头歌诀增续》中极其强调仲景经方之法度,对加减与合方亦极为谨慎,他认为张仲景谓"主之"者,即是认为此方为不二选择,临证运用不可自作主张、随意出入,因为经方每加减一味,即成了新的方剂。程雪影用药精专简练,他曾治一男子癃闭病,诊得病人脉伏、如狂,断为血结膀胱,用《伤寒论》桃核承气汤一剂而愈,药仅数味,悉遵原方,可谓精专简练至极。

　　程琴香十分推崇张景岳"施治之要,必须精一不杂,斯为至善"一语,故其

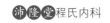

制方首先大力提倡药力专一,他的自创诸方,药力均纯厚精专。

二、师古不泥　圆融无碍

传承、运用古方妙在不落古人窠臼,而能自出新意。中医药学有着数千年的发展历程,是一个不断创新、不断发展的演进史,但是医界也存在墨守成规、故步自封的陋习,如张仲景在《伤寒论·自序》中批评道:"观今之医,不念思求经旨,以演其所知,各承家技,终始顺旧。"新安程氏历代秉承仲景"师古而不泥古"的精神,善于抓病机,灵活运用仲景经方。

程雪影是抗战时期就已成名的新安医家,他在《妇科心法要诀白话解·序》中,引明代妇科医家陈自明之语:"世之常用有效之方,虽曰通用,亦不可刻舟求剑,按图索骥而胶柱者也。"他常勉励程氏后辈,传承经方,既要恪守法度,紧扣病因,巧用经方异病同治,亦可根据临床实际,取经方之法而不泥其方,病症互参,扩大经方的运用范围,对后辈临床应用经方有很大的启迪。

程门雪一生博览群书,谦虚好学,晚年学识与经验并臻上乘,治疗疑难、危重病人辨证精细、分析周密,立方遣药多甚精当。他对诸多治法方药都曾加以仔细研究,不仅理解精深,而且反对生搬硬套,始终着眼于一个"化"字。

程门雪对许多治法都有精辟阐述。他曾说:"热病可以表里同治,解表时必须清里;如寒病则不宜表里同治,应先温里而后解表,温里药不致妨碍外邪而有托邪之功。"这显然是对前人表里关系的发挥。又说:"温病单用或重用苦寒药的时候较少,因为苦寒药用之不当往往容易伤阴""温病往往夹湿,湿重时,唯一的办法是重用苦寒药,因为苦能化湿、寒能清热。如黄白腻苔(即嫩黄苔),除用苦寒外,应配合厚朴、橘红等燥湿之品;老黄苔则可用陷胸、承气等法""温病一开始用苦寒药,以口苦为主症。如开始口不苦而淡,则黄芩等不一定适合。口甜也可以用苦寒药,但必须配合芳香温化之品""苦寒药中之山栀、黄芩、黄连,严格地讲运用时是有区别的,初起时有表邪,宜用山栀,往往与豆豉相配,因山栀有透达作用;第二步用黄芩,或认为不宜施用过早,以免有遏邪之弊,但亦不必过于拘泥,如葛根黄芩黄连汤即可用于表症未解、挟热下利之初期;至于黄连,对心烦、舌红、呕吐之症尤为相宜。"这是对苦寒法十分切实的阐发。

后人评价程门雪遣方用药兼有仲景、天士之长,称赞其"如天孙织锦,无缝可寻,驱使诸药,如水乳之融合无间,读者覃覃有味,叹其配合之妙,而无五角六张之嫌"。

他勇于开拓创新,把仲景之说与温病学说融会贯通,师仲景而不泥仲景,"师古不泥,圆融无碍",将程氏医学独树一帜的学术理论体系推至新的高度。

三、博极医源　屡用达药

我们每每感叹古人用药疗疾,常常效如桴鼓,覆杯而愈。因思中医学术,一脉相承,古今一也,何以到了自己这里,疗效却与古时有着天壤之别?

顾亭林《日知录》中云:"古之时庸医杀人。今之时庸医不杀人,亦不活人,使其人在不死不活之间,其病日深,而卒至于死。"明、清而后,大多医家为躲避责任,临证疏方,盛行"和缓"之风,渐渐递嬗成为"轻灵派",轻率引用吴叶成方,因此形成一个"牛蒡薄荷"的医圈。程氏医家对此深恶痛绝,主张博极医源,屡用达药,遇危险之症,断不敢以平淡和缓之方,邀功避罪,所谓"上天有好生之德",见死不救,其罪亦大。

程雪影所著《临床一得》,大部分为其治愈并手录的大症及疑难杂病,病证包括关格、上下脱、戴阳、鼓胀、乳岩、黄疸、产后病等。如治黄疸等数案,病情变幻多端,程氏用药能洞中肯綮,屡用达药,却要而不繁,反映出其丰富的临证经验。

何谓"屡用达药"呢? 达药,意思是通晓药的性味功效。方之取效,一半在于辨证精确,一半在于熟悉药性;能辨病证而用药不当,非但不效,且多贻害。

程氏用药,但求精准,不尚矜奇炫耀,反对过用重剂。程门雪就曾说:"对于处方的分量,当如东垣法,宜轻不宜重。我对处方的分量,是主张轻,而不主张重的。药物的作用,是导引,是调整,是流通,所谓'四两能拨千斤'是也。东垣用每味数分至一、二而取效姑且不谈,譬如现在热病常用的至宝——紫雪、牛黄、玉雪等丹丸,不是仅用数分而效果显著吗? 以上例彼,即知用药过重完全是浪费的。"程门雪认为治病要辨证正确,方药需认真选炼。用药务贵精专,方法必须详备。对历代医书悉当诵习,"寻求古训,博采众方",只有多读书,多临证,才能提高辨证施治的水平。

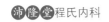

程门雪曾经赠其弟子何时希一副对联——"偷闲且唱江东曲,得效时搜海上方",他十分注重验方达药的搜集和运用,以作为仲景经方的补充。

四、丸散膏丹　各得其宜

《灵枢》云:"九针之宜,各有所为,长短大小,各有所施也。不得其用,病弗能移。"不同的针具各有其适应证,各有所长,如果不得其用,疾病就治疗不好,不同剂型的选用亦如是。传统的剂型有丸、散、膏、丹、酒、露、汤、锭八种,是几千年来我国医祖大儒先贤智慧的结晶,其治疗精髓是简、便、验、廉,宜医者精通医理,必溶于药也。

程雪影曾云:"方为原则,古人讲'方圆','方'是规矩,'圆'是它的灵变。"那么,何谓"剂"?"剂"是齐的意思,在辨证以后确定了一个原则,还必须有一个和这个病情最合适的药的形式,就是"剂"。依次确定方、药、剂、量、疗程的过程,是中医的"理、法、方、药"落实的流程。剂型的选择不是根据病情缓急,而是根据具体的病情与之相对应、对齐。

新安程氏认为,丸、散、膏、丹、酒、露、汤、锭等剂型各有特色,临证病情纷繁,并非单纯汤剂所能代替,若要在临床上取得好的疗效,灵活根据病情选用不同剂型必不可少。

新安程氏十分重视膏方的理论与实践,对膏方的种类、熬制技艺、适应证、处方的用药与步骤、服用方法等颇有研究,在传承过程中又各具特色。程琴香谙熟膏方的熬制,运用了"九转炼膏"的系统炼制方法,对阿胶的炼制进行了系统的流程梳理,细化了工艺流程。程门雪则注重膏方的辨证施治,其膏方处方,脉案清晰,文字优美,充分体现了中医辨证论治的特色。程门雪的膏方医案曾被其弟子胡建华当作教材在上海中医药大学广为宣讲,对膏方的传承创新起到了积极的作用。袁灿兴在《程门雪学术经验集》中载录了程门雪学生陈孟恒手抄的蒲石山房膏方,使我们得以管窥程门雪先生的膏方特色。

中药最为重要的四种核心剂型为"膏、丹、丸、散",膏居首位,新安程氏承前启后潜心研究,独创膏方制作心法,在处方理论知识和炮制技艺上都有很多珍贵的经验,使古老厚重的膏方传统技艺焕发出新的生机。

第五节
名方介绍

一、程世德验方

程世德验方如下：

1.小儿退热方

（1）组成：麻黄3克，生姜3克，黄芩1.5克，甘草1.5克，石膏3克，芍药3克，杏仁3克，桂枝3克，蝉蜕1.5克。

（2）主治：小儿发热咳喘。

（3）按：小儿退热方为《备急千金方》麻黄汤加味，此方为麻黄、桂枝各半汤合黄芩、石膏，人多不解，程北聪则认为小儿为稚阳之体，最易传变，故用麻黄、桂枝各半汤微发其汗，又合黄芩、石膏以截病机，并加蝉蜕开窍退热，防其内传，不少小儿伤寒，发热咳嗽，每能投剂即效，覆杯而愈。

2.小儿惊风方

（1）组成：大黄、牡蛎、龙骨、栝蒌根、甘草、桂心、赤石脂、寒水石，研磨作散，每服3克。

（2）主治：小儿惊风。

（3）按：小儿惊风，为小儿急症，程北聪取《备急千金方》石膏汤，以大黄、牡蛎、龙骨、栝蒌根、甘草、桂心、赤石脂、寒水石，研磨作散，以备猝病时，急取服下，每有立竿见影之效。

二、程光炘验方

程光炘验方如下：

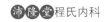

1.妇人吹奶方

(1)组成:漏芦6克,麻黄(去节)6克,升麻6克,赤芍6克,黄芩6克,生甘草3克,白敛6克,白芨6克,枳壳6克,生大黄6克。

(2)主治:产后吹奶。

(3)按:核久内胀作痛,外肿坚硬,手足不近,谓之乳痈,俗称"产后吹奶"。未溃者急用此方,服之即消。

2.失眠方

(1)组成:半夏12克,细草12克,麦门冬15克,茯苓15克,酸枣仁30克,甘草6克,桂心6克,黄芩6克,萆薢15克,人参6克,生姜6克,秫米30克,龙骨15克,牡蛎15克。

(2)主治:虚烦不得眠。

(3)按:本方为《备急千金方》之千里流水汤加减之方。《备急千金方》里的半夏千里流水汤本乎《灵枢》治阳气盛满不得入于阴、阴虚则目不瞑,故用半夏涤除痰涎,秫米滋培气化,加宿姜、茯苓佐上二味洁净胆腑,生地黄滋水制阳,枣仁敛津化热,黄芩清内热,细草即远志之苗,程光炘谓其安神定志,比远志效果更佳。

三、程门雪验方

程门雪验方如下:

1.疏解宣化汤

(1)组成:清水豆卷12克,带叶苏梗4.5克,荆芥穗4.5克,薄荷叶3克(后下),冬桑叶9克,炒杭菊花4.5克,嫩前胡4.5克,白杏仁9克,象贝母9克,竹沥半夏4.5克,赤茯苓9克,广陈皮4.5克,焦六曲9克。

(2)主治:恶寒发热,头痛骨楚,或胸闷不舒,或咳嗽多痰。苔薄腻,脉浮。

(3)加减:痰湿较重、苔腻较厚者加荷叶边1圈,寒热较高、口干苦或小溲黄赤者加甘露消毒丹12克(包煎)或更去薄荷叶加鸡苏散12克(包煎),恶心呕吐者加姜川黄连0.9克,纳呆者加谷芽、麦芽各9克。

(4)按:外感风邪而有湿热,临床甚为常见,程氏常用疏解宣化法治之。他曾说:"凡治外感,如无痰浊湿热瘀滞之类,则'体若燔炭,汗出而散',不致迁延时日。如有痰浊、湿热、瘀滞、内外合邪,则病必纠缠难解。因而必须详细审证,才不失治疗时机。"外邪夹湿解表退热,需佐以二陈化痰利湿,内外同治,方能获取速效。本方即针对风邪夹湿而设,为疏解宣化、表里同治之法。

(5)附记:程氏用薄荷有三法。外感风邪者,取其发汗祛邪,用时后下,取其轻扬;外感余邪未清者,需减其发汗之性,用薄荷炒炭,不须后下;风阳上亢或气火上炎头眩或胀痛者,或其他头面官窍疾患,取其辛凉清泄,也用薄荷炭,不后下。

2.和解宣化汤

(1)组成:银柴胡3~12克,竹沥半夏4.5~6克,酒炒黄芩3~4.5克,块滑石12克,赤茯苓9克,广陈皮4.5克,白蔻壳2.4克,生米仁12克,白杏仁9克,干芦根24~30克,佛手花2.4克。

(2)主治:湿热互阻,气机窒塞,寒热有汗不解,胸脘痞闷,小溲黄赤,口苦。苔腻,脉濡数。

(3)加减:恶心、呕吐者加姜汁炒竹茹4.5克、姜川黄连0.9克,胸脘闷痛者加广郁金4.5克,胸中懊侬者加焦山栀4.5克、清水豆卷12克,兼形寒咳嗽者加冬桑叶9克、杭菊花6克、象贝母9克,口苦苔黄湿热较盛者加甘露消毒丹12克(包煎)。

(4)按:湿温或风温夹湿、湿热互阻寒热不解者,不宜多用解表药,多发汗易致湿从燥化。程氏常以小柴胡汤或合泻心汤、三仁汤化裁,或合栀子豉汤、甘露消毒丹化裁,以和解枢机兼化湿热。若兼有表邪,亦以柴胡配解表药,使邪从表解。程氏对泻心汤尤为重视,认为胸痞主要原因是湿热痞结。干姜配黄连、半夏配黄芩,辛开苦降是治胸痞主药,参草姜枣乃理中之意,可随症加减。若无表症,程氏多不用生姜,而以姜汁炒川黄连、姜汁炒竹茹等代之,意在避免辛温太过。而常用陈皮、蔻壳、佛手花、川厚朴花、广郁金旨在芳香宣通,有助湿热开化。

3.桂芍甘麦龙牡汤

(1)组成:川桂枝三分至六分,炒白芍9克,炙甘草3克,淮小麦15克,煅龙骨9克(先煎),煅牡蛎6钱(先煎),炒枣仁9克,红枣5枚。

(2)主治:自汗、形寒,或汗出烘热、汗后畏风,或兼心烦不宁、寐差多梦。脉濡滑,苔薄腻。

(3)按:本方为桂枝汤加减而成,旨在调和营卫、安养心神。桂枝量小,不做

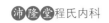

发汗之用,白芍酸以制辛,取其敛汗和营之功,配以龙骨、牡蛎、淮小麦、枣仁增强收敛止汗、安神养心作用。程氏指出:"桂枝汤是发汗剂,不是止汗剂。但方药经过适当配伍后,亦可作止汗之用。桂枝汤的主证是自汗、恶风、发热,但热势并不高,如有些病人常出虚汗,又有些怕风,并无寒热,亦可用桂枝汤。我的经验是,用于发汗解表,重桂枝(4.5克),而轻芍药(4.5~6克),并配合柴胡、葛根、羌活、防风之类;用于止汗,重芍药(9克),而轻桂枝(0.9~1.8克),并配合煅龙骨、煅牡蛎之类,常可获效。"

4.百合地黄合淮麦甘枣汤

(1)组成:野百合15克(先煎),大生地12克,淮小麦30克,炙甘草3克,炒枣仁9克,川贝母6克,夜合花6克,珍珠母15克(先煎),红枣4枚。

(2)主治:神志不宁,精神失常。头眩或痛,心悸,胸闷,夜寐不安,便艰等症。

(3)按:百合补肺阴,地黄滋心营,配以淮麦、甘枣养心安神,珍珠母平肝抑阳,川贝母、夜合花解郁化痰,酸枣仁养血安神。程氏曾指出:"脏躁症喜悲伤欲哭,象如神灵所作,不仅见于妇人,也常见于男子。因此,如果把甘麦大枣汤作为妇科专方,就未免失之狭隘了。叶天士最赏识此方,在甘缓和阳熄风诸法中用之最多,散见于肝风、虚劳、失血等门内,凡见头眩、心悸、胸闷等症状时,辄用此方加味。"又曾说:"叶氏用淮麦甘枣汤最得法,屡效大症。《古今医案按》附记中载之可证也。吾亦喜用此方,得效亦多。"还说:"甘麦大枣汤是一张治心病、养心气、泻虚火的好方子,也是肝苦急,急食甘以缓之,损其肝者缓其中的好方子。如果进一步与百合地黄汤同用,来治神志不宁、精神失常的一类疾病,更有殊功。"

5.通补奇脉汤

(1)组成:鹿角霜3~9克,盐水炒黑小茴香4.5克,炙甲片4.5克,菟丝子9克,潼沙苑蒺藜12克,炒杜仲6克,补骨脂3克,炒延胡索3克。

(2)主治:奇脉亏虚,络道不和。腰髀酸楚疼痛,甚则不能转侧,动则痛不可忍。

(3)加减:肾亏较甚者,可加淡苁蓉4.5克,巴戟肉6克,杜狗脊6克,川续断肉6克。高年痛久者,可加胡桃肉2枚,桑寄生9克,台乌药3克。有外伤史者,可加炙乳香1.5克(研冲),炙没药3克(研冲),全当归9克。阴雨天痛著者,可加白芥子3

克,台乌药3克,川独活6克,桑寄生9克。兼便溏者,加生白术12克。

(4)按:腰痛日久,多有肾经亏虚,特别是高年体弱者,较难取效,程氏取叶天士善用调奇经八脉之术以治此证,见效多著。盖奇经八脉与肾脉关系密切,故多以补肾药配活血止痛、理气通络之品以获通补之效。程氏每以鹿角霜、小茴香、炙甲片为主药,因鹿角温经补肾、茴香理气、山甲活血,故能紧扣病机。鹿角、山甲味咸,茴香盐水炒黑,"咸先入肾""色黑入肾",而腰为肾府,三味相配,即能温通肾脉、流畅气血,且可达腰、脊、骶、尻等肾与督、带诸脉交会之处,于是奇脉虚寒、气血痹阻之腰痛可望得以解除。

6.痛经方

(1)组成:紫石英9克,全当归9克,桑寄生9克,炒杜仲9克,丝瓜络9克,麦冬9克,肉桂1.5克,吴茱萸2.4克,川椒2.4克,乌药3克,橘叶4.5克,橘核12克,白芍6克。

(2)主治:冲任虚寒,营血不足之痛经症。

(3)按:凡经行腹中胀痛,必痛二三日而后经来,其经多是紫黑块,俗名痛经,月月如此,室女少妇极多此症。

四、程定远验方

程定远(图3-5)验方如下:

1.跌打紫金丹

(1)功能:舒经通络,行气活血,化痰消肿,接骨止痛。

(2)主治:跌打损伤,气滞血瘀,筋络扭伤;硬肿疼痛,金创出血,骨折脱臼,远年陈伤,关节痹痛。

(3)方诀:跌打妙药紫金丹,三皮四生一枝花,血竭红花和乳没,归赤玄胡

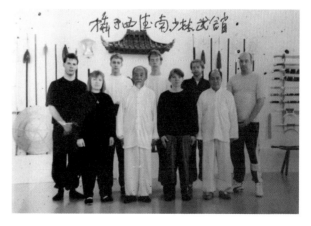

程定远在德国交流武功和道医
－
图3-5

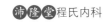

满(注:"满"字应去掉三点水旁)根好。附子肉桂合韭子,碎补土别自然铜,三黄芦荟山茨茹,泽参草薢配樟脑。独活白芷公丁香,山奈甘松红内消,新老伤损和断脱,消肿镇痛放堪夸。研极细末,以凡士林调敷,可根据伤损情况用小麻油、白糖、蛋清、酒糟相救。陈伤瘀肿用米醋潮湿后,再用凡士林调和。金创出血,干撒包扎。推拿治疗时用作公质。

2.跌打十宝丹

(1)功能:活血去瘀,开结消肿;接骨止血,定晚安神。

(2)主治:新老伤损。骨折脱臼,气滞血瘀,硬肿癥痕。

(3)方诀:跌打神效十金丹,伤重昏迷用寸香,开窍散郁添龙脑,安魂定魄用朱砂。血用红花能散瘀,破结巴霜伴儿茶,麻痹拘挛马前子,通经活络没乳香。舒筋活血加土鳖,骨折然铜不可少。化瘀止血须苏七,气滞青台陈附良。

3.神效红宝丹

(1)功能:活血破瘀,软坚散结。消肿止痛,疏通经络。

(2)主治:远年陈伤,筋脉拘挛,关节僵硬,癥痕肿块。

(3)方诀:神效红宝胜仙丹,秘炼升华不公传,破瘀散结妙各种,陈伤癥痕自烟消,自信活宝与二黄,硼砂金箔五十张,同研不见星儿面,盐经封口湿沙填。先武后文重火候,一枝香后随退火,刮丹封藏配十宝,服用切记勿过量。晕眩作呕须停服,如见龈肿兼抽搐,此乃过量应停减,解毒汤下立安康。

4.跌打追风膏

(1)功能:疏经通络,行气活血,搜风散寒,消肿止痛。

(2)主治:跌打损伤,筋骨疼痛,远年劳损,关节麻痹,半身不遂,四肢麻木,手足拘挛,肤背酸痛。

(3)方诀:当归赤芍与川芎,羌独荆参合防风,麻黄细卒苍术芷,香附陈皮与木香,红花乌药并四贡,血竭儿茶没乳香,二乌丁香与肉桂,马寸樟脑配水片,秦茄灵仙五枝合,桂木牛夕五茄皮,香料另研顶后下,油浸火出炼成膏。

(4)熬炼口诀:一斤油用半斤丹,药重三五可加减,湘广漳丹应漂晒。三五七十油浸透,熬枯药浮将种滤,重熬复沸徐下丹,搅丹要匀不伸手,防出可撒少许盐,滴水成球不粘手。加料收以雪水坛,摊贴一般三五线,骨折原须一两半,妙法全在此用内,老嫩全凭两眼看,千金不卖口中诀,五湖四海访英豪。

5.神效跌打汤

(1)功能:舒筋活络,行气活血,祛瘀消肿,接骨止血,主治一切新老伤损,骨折出血,气滞血瘀,症据疼痛,麻木拘挛,辨证加减。

(2)方诀:神效跌打汤,归芎与地黄,内分诸伤损,调经功效良。破瘀用桃红,通络没乳香,活血先行气,陈皮香附好。血竭与玄胡,瘀痛功最高,潮红与实肿,银英和泽芒。硬肿加麦术,软坚甲珠炒,一般伤损益,归赤二味加,骨折用然铜,土别不可少,碎补兼以断,重用熟地黄,出血须生地,血甚犀角加,血热用丹皮,骨蒸地骨皮。止血侧柏七,山栀与茅根,宿伤苏苎炭,甘松效最奇,一根葱作引,童便取一杯,熬药用生酒,急服莫迟疑。头伤加羌活,防风白芷随,胸伤加枳壳,木香桔梗奇。若是伤中脘,须纸与二茴,肚角如受伤,白芍与青皮,小便如不通,木通与车前,粪门如受伤,木香不能离。伤手桂枝进,并用五茄皮,若是伤了腿,茄皮与牛夕。行气加台附,破瘀朴硝军,娃娘知禁忌,体弱当扶正。气血根相互,用药切防偏,气血得调和,伤痛自然竭。

6.骨折三期方药原则

初期:瘀血内积,肿胀疼痛,骨折筋断,经络堵塞。

治则:活血化瘀,疏经通络,接骨续篇,消肿止痛。

方选:复原活血汤加减。

方诀:复原活血用柴胡,花粉当归炒甲珠,桃红军草胁腹痛,高坠酒益破瘀阻。

中期:瘀血初化,肿胀渐消,疼痛有减,续断是宗。

治则:和营通络,止痛续断。益气和血,愈合自稳。

方选:和营止痛汤加减。

方诀:和营止痛归赤芎,桃红乳没和木通,陈皮乌药苏方木,活血通络断草中。

后期:受伤日久,气血亏虚,接合求固,重在补养。

治则:补气益血,以助生化。补养肝肾,强壮筋骨。

方选:八珍活络汤加减。

方诀:八珍活络碎补方,补气益血肝肾养,巴戟牛皮杜断寄,三子五胶筋骨强。

7.神妙熏洗方(程定远)

(1)功能:活血化瘀,温经散寒,通利关节。软坚消肿。

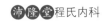

（2）主治：陈伤瘀结，顽痹酸楚，肢体疼痛。关节阻碍。

（3）方诀：透骨草合海桐皮，活血当归赤芍宜。羌独苍术去风湿，秦茄灵仙与三皮，乳没红花苏方木，陈伤董后快无比。

8.夹板口诀

武当淮河整骨折，固定防移在夹板，宽窄厚薄要周详，四季无使须相应。春柳冬杉夏秋竹，炎夏拍皮并玉带，竹夹须钻梅花孔，透气活血泡自减。带缚过紧难行血，扎缚如松必失常。如见甲肤色褐黑，应即松缚到恰当。

五、程焕章验方

程焕章验方如下：

1.参茶汤

（1）组成：党参18克，佛手9克，丹参15克，茶树根30克。

（2）主治：专治心气、心血亏虚所致的气短、胸闷、太息，如心电图所示的窦性心动过缓、低电压倾向等。用此方加味，进而可治疗冠心病、心绞痛、心律不齐等多种疾病。

（3）按：党参性味甘、平，有补气养血之功效，益肺气、和脾胃，与人参不甚相远。佛手辛苦而温，入肝、脾、肺、胃四经，功能疏理脾胃气滞，舒肝解郁，行气之力颇佳，又可化痰和中。丹参苦而微寒，养心营，祛瘀滞，通行血脉，功同四物，近年用治冠心病、缓解心绞痛发作等。茶树根为山茶科植物"茶"的根部，性味苦、平，取10年以上者，愈老愈佳，养心利水，现代药理有强心利尿作用，服后对心悸、气短、浮肿、不寐等均可逐步改善，主治心脏病。此四味药配合，意在补心气、养心血、化瘀凝、理气机。

2.安胃（甲）方

（1）组成：莪术12克，厚朴9克，木香9克。

（2）主治：用于治疗胃脘胀满属于实症或虚实夹杂者。

（3）按：莪术既能祛瘀活血，又可行气止痛，临床常用于饮食不节、脾运失常所致的积滞不化、脘腹胀满疼痛等症。厚朴功能行气、燥湿、消积，可用于湿阻、气滞、食积所致的脘腹胀满。木香气味芳香，长于调中宣滞、行气止痛。此三味均为辛苦性温之品，辛散苦泄，温通行滞，三者配伍，兼顾气、瘀、湿、积诸方面。三药之用量,莪术可用到15克,其余二味可各用到12克。

3.安胃(乙)方

(1)组成:当归12克,炒白芍18克,甘草9克,炙刺猬皮12克,九香虫9克。

(2)主治:治各种胃脘久痛,尤宜于久病入络之盛痛以及疼痛剧烈难以忍受者,并可泛用治肝、胆疾病。

(3)按:芍药甘草汤为缓急止痛常用方剂。芍药苦、酸、微寒,入肝、脾两经,功能柔肝止痛;甘草甘、平,炙用补中缓急,生用解毒清火,亦有止痛作用。两药配合治脱腹挛急作痛。当归甘辛而温,补血活血,善止血虚血瘀之痛,且能消肿散寒,现代药理研究证实当归能改善血液循环,具有镇痛、镇静作用。刺猬皮苦、平,功能疏风散痰、行血止痛,临床用治气滞血瘀引起的胃脘疼痛有良效。九香虫咸、温,能温通散滞、行气止痛、消除痞闷,《现代实用中药》介绍可用于神经性胃痛。胃痛以肝胃不和、气血瘀滞为多,五药配合,柔肝、缓中、化痰、行气,兼及温寒、清火,以寒热交杂者亦不少见。

4.和中生新汤

(1)组成:乌贼骨15克,蒲黄9克(包煎),五灵脂12克(包煎),生甘草9克。

(2)主治:慢性胃炎胃黏膜糜烂。

(3)按:乌贼骨(海螵蛸)咸、涩、微温,有收敛止血的功效,又常用于治胃酸、止胃痛。古籍谓其能除(寒)湿、敛疮。蒲黄甘、平,功能收涩止血、行血祛瘀。《本草经疏》谓其能"治症结,停积瘀血";《药品化义》谓其可凉血消肿;《本草正义》指出蒲黄专入血分,有生肌之力。五灵脂味苦、甘而性温,功能散瘀、活血、止痛(五灵脂同蒲黄配合即失笑散,治一切心腹诸痛)。生甘草甘、平,解毒清热,调和诸药。此四味药物配伍,主要是取其收敛止血、祛瘀生新的作用,使糜烂的病灶吸收,胃黏膜恢复正常状态。

六、程剑峰验方

程剑峰(图3-6)验方如下:

1.子宫肌瘤方

(1)组成:桂枝9克,茯苓18克,赤芍15克,桃仁9克,牡丹皮12克,牡蛎21克,白花蛇舌草15克,铁刺苓15克,莪术9克,八月札12克,夏枯草15克,水蛭3克。

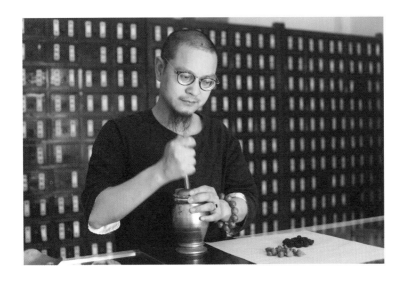

程剑峰在配制秘方
图3-6

（2）主治：子宫肌瘤、子宫腺肌症及卵巢囊肿保守治疗者（此方需在非月经期间服用）。

（3）功效：子宫肌瘤、子宫腺肌症常伴有月经过多，多见正虚邪实，程剑峰受徽州妇科名家程瑜芬的影响，分期调制，月经期养血活血以止血，非月经期则活血化瘀，软坚化结。方用《金匮要略》桂枝茯苓丸为主方，加夏枯草、蛇舌草、铁刺苓等化结之品，尚能使月经量减少，全方配伍合理，临床疗效甚佳。

2.加味半夏泻心方

（1）组成：半夏9克，黄连6克，黄芩6克，干姜9克，炙甘草6克，党参15克，八月札12克，生蒲黄12克，五灵脂6克，藤梨根30克，虎杖15克，厚朴12克，白芍15克，莪术9克。

（2）功效：和胃降逆，开结散痞，缓急止痛。

（3）主治：用于本虚标实、虚结互见的胃癌及萎缩性胃炎病人。

3.加味麦门冬汤

（1）组成：麦门冬15克，半夏12克，人参6克，炙甘草6克，粳米12克，大枣15克，莪术9克，藤梨根30克，生蒲黄9克，五灵脂9克，八月札12克。

（2）功效：养津补虚，开结降逆。

（3）主治：胃癌、食管癌等恶性肿瘤在放疗化疗过程中或久病见有形体消瘦，肌肤干枯、口舌咽干者。

4.久咳方

(1)组成:柴胡12克,黄芩9克,半夏9克,五味子12克,干姜6克,甘草9克,青黛3克,海蛤壳15克,紫苑12克,百部12克。

(2)功效:解表清里,止咳化痰。

(3)主治:用于治疗各种咳嗽,包括一些慢性久咳、顽咳。此方针对的咳嗽一般有如下临床特点:咳嗽为阵发性,或因咽痒而诱发,或因冷空气而引发,反复发作,病程较长。与现代医学所描述的过敏性咳嗽、上呼吸道咳嗽综合征颇为相似,舌、脉弦细。

(4)按:本方由张仲景《伤寒论》小柴胡汤加减而成,即小柴胡汤去掉生姜、大枣、人参,加入五味子、干姜等药。因该方共有六味药,故称六味小柴胡汤,该方具有和解少阳、温肺止咳的作用,能有效治疗各种咳嗽,对刺激性咳嗽(或由咽痒引发,或受风受冷诱发)疗效较好,对应西医的上呼吸道咳嗽综合征、过敏性咳嗽等病,都有良效。

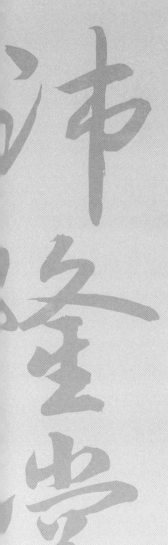

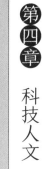
第四章

科技人文

第一节
科技内涵

新安程氏属于经方学派,以《伤寒论》《金匮要略》为理论中心加以发挥而成一家,在几百年的嬗变过程中,逐渐形成了相对完整和独特的学术思想和临床技艺。程氏医家通过祖传、师授与私淑等学习方式,抛开门户之见,从而促进学术创新。

"治神解郁,会通阴阳"是新安程氏医派在长期临床实践中,参考历代医家理论而逐渐形成的一套行之有效的治疗疑难杂症的临证心法。"治神解郁,会通阴阳"学说是新安程氏医派的理论核心之一。

程雪影在《医学心悟点睛》(图4-1)中曾说:"任何一种生命的神异或所谓的'神机'都丝毫不足为奇,它们只是生命本来就具备的东西,有的不过是暂时作为一种生命之潜能、潜质存在罢了,这一切是人本来就具有之功能……病而不药自愈者,以其有潜能也;病而因药而愈者,不过耐药以激其潜能也。"程雪影所谓神之变化调控的潜能,便是"神机"。

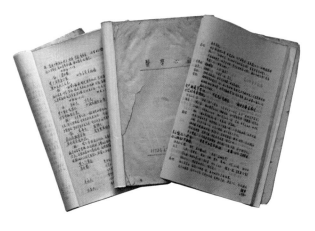

程雪影书稿
—
图4-1

"神机"是自然界一切现象的根本。它主宰着一切,极其玄妙,不易为我们的感官所感知,因此又被称为"中根"。《医学入门》中曰:"神者气血所化生之本也,万物由之盛长,不着色相,谓有何有,谓无复存,主宰万事万物,虚灵不昧者是也。"

人体是一个开放、复

杂的巨大系统,这一系统在任何层次上的演化,都需要有以交换物质、能量、信息为基础的各个部分之间的高度协调,也就是说它本身具有自我组织、自我调节的保持稳态的能力。这种协调和控制力是极其玄妙的,因此称之为"神机"或"神明"。

"神机"变化莫测,妙不可言,那么它是怎样产生的呢?《内经》中曰:"气和而生,津液相成,神乃自生。"张景岳说:"凡万物生成之道,莫不阴阳相交而后神明见。"这就是说,神是由阴阳二气相交才显现出作用的。阴阳两分则无生无化,必须使阴阳交通才能生化无穷。"气和而生"也是指阴阳二气相交相合。这里给我们一个启示:阴阳会通是"神机"产生的前提,有了"神机"才谈得上气立,两者是互存互灭的。

《伤寒论》序言中有一段精妙的文字:"夫天布五行,以运万类,人禀五常,以有五脏,经络府俞,阴阳会通,玄明幽微,变化难极,自非才高识妙,岂能探其理致哉!"玄明,即"神明"之意。《淮南子·兵略训》载:"所乡非所之也,所见非所谋也,举措动静,莫能识也……故胜可百全,与玄明通,莫知其门,是谓至神。""幽微",即"深奥精微"之意,"阴阳会通,玄明幽微,变化难极",只要阴阳会通,神明就能显示它的"深奥精微",如此才能"变化难极"。

神机气立是主要机制,"阴阳会通"是一种手段,也是一种状态,因此凡病顺势选择发汗、吐、下等方法,这样气机或从血道出入,或伴随津液出入升降。阴阳假如互相呼应、互相会通了,"神乃自生",机体在"神机"的自我调节之下,生生化化有序地进行,人体进行自我修复、自我完善的能力重新建立,则一切疾病必然自愈。

新安程氏正是从仲景"阴阳会通,玄明幽微,变化难极"中悟出开发生命潜能的属性和机制,求得战胜疾病的不二法门,将"调神解郁,会通阴阳"作为疑难杂病的主要治则。

《黄帝内经》将许多疑难之证归之于"神不使",即"神机"无法发挥它的潜能。《素问·汤液醪醴论》云:"帝曰:形弊血尽,而功不立者,何?岐伯曰:神不使也。帝曰:何谓神不使?岐伯曰:针石道也。精神不进,志意不治,故病不可愈。今精坏神去,荣卫不可复收,精气弛坏,荣泣卫除,故神去之,而病不愈也。"程氏医家认为,运用相宜的"调神解郁,会通阴阳"之法,则可激发人体的潜能,即使是恶性疾病也并非无计可施。

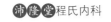

"治神解郁,会通阴阳"一法,程门雪运用得十分娴熟,他认为"万病不离于郁,诸郁皆属于肝,肝气、肝风、肝火同出而异名",曾潜心研究王旭高的《西溪夜话》,甚得其法。程门雪对《金匮要略》推崇备至,钻研深邃,有许多独到见解。他在1962年为上海中医学院63级同学做学术报告时,曾针对当时教学工作中存在的问题指出:"百合方之治百合病,淮麦甘枣之治脏燥症,询为万不可废之方。今人将百合病删去不讲,淮麦甘枣认为是妇科方,对教学来讲,都是损失,今后必须加以矫正。"可见,程老对"治神解郁"确是非常重视的。

程门雪曾治一烦躁案,虽为男性,但他仍从脏躁症论治,用"治神解郁,会通阴阳"之法。医案如下:

庄某某,男,37岁。

初诊:1965年3月13日。肝升太过,右降不及,烦躁不宁,头痛偏右,眩晕不清,筋脉拘挛,夜寐不安,大便艰,脉虚弦,苔薄腻。甘麦大枣合百合地黄汤加味。

野百合15克(先煎),大生地12克,淮小30克,两炙甘草3克,炒枣仁9克(研),川贝母6克,夜合花6克,珍珠母15克(先煎),红枣4枚,5帖。

二诊:前诊用百合地黄、甘麦大枣合法,尚合度,烦躁不寐,头偏痛、眩已差,筋脉拘挛依然如故。仍守原法加重。

野百合30克(先煎),大生地12克,淮小麦30克,炙甘草4.5克,炒枣仁9克(研),左牡蛎15克(先煎),珍珠母15克(先煎),红枣4枚。

此案甘麦大枣合百合地黄汤为程门雪所创之法,合甘麦大枣、百合地黄两方,以治烦躁不宁,夜寐不安,头痛偏右,眩晕不清之症。前者治神解郁,后者会通阴阳。服药5帖,已初见成效。

程剑峰适应时代的变化,并根据疾病谱的改变,将新安程氏所倡导的"治神解郁,会通阴阳"之医学思想,创造性地应用到癌症的防治上,他提出:"癌症等恶性疾病,关键在于"神机"失运,生化无序。通过辨证论治,运用中医药疗法激发、修复、调动人体的各种潜能以战胜肿瘤。最终真正能有效战胜癌魔的是人体自身的潜能与潜质。"他曾治一黄山女性胃癌病人,即用"治神解郁,会通阴阳"之法,取得很好疗效。医案如下:

叶某,女,42岁。2013年4月10诊。病人2013年3月中旬因胃脘隐痛、大便带血,于杭州某医院检查发现胃部恶性肿瘤,于3月23日初经上日行胃部手术,病理检查示胃大弯、胃窦部浅表溃疡型印戒细胞癌,术后未化疗。症见:胃脘胀满,时有呕恶,头晕,乏力,纳食不佳,夜卧不宁,一身酸楚,大便干结难下,舌淡红,脉弦细。

诊断:胃癌(气郁)。

治法:治神解郁。

方药:柴胡9克,黄芩6克,半夏12克,干姜6克,桂枝9克,天花粉15克,龙骨12克(先煎),牡蛎15克(先煎),代赭石12克(先煎),大黄9克,茯苓15克,预知子15克,白花蛇舌草15克,虎杖15克,穿破石15克,10帖。

二诊:前诊用柴胡桂枝干姜龙骨牡蛎汤尚合法度,病人觉胃胀大减,大便通畅,叶卧安宁,舌淡红,脉细,仍用前法加减。

柴胡9克,黄芩6克,半夏12克,干姜6克,桂枝9克,天花粉15克,龙骨12克(先煎),牡蛎15克(先煎),代赭石12克(先煎),大黄9克,茯苓15克,预知子15克,白花蛇舌草15克,虎杖15克,穿破石15克,藤梨根30克,10帖。

此病人调养至4月后,诸证悉平,至今已存活6年。

"治神解郁,会通阴阳"是注重人体自身的愈病机制,通过刺激机体的潜能、潜质治疗各种难治性疾病的方法。"治神解郁,会通阴阳",是对仲景"阴阳会通,玄明幽微,变化难极"医学思想的继承与创新。"治神解郁,会通阴阳"理论在演化的过程中不断发展,注重对临床效验之内在精神上的探究,而不仅仅只关注临床应用,并且不断推出适应时代要求的新理论与新方法。

第二节
文化特征

沛隆堂程氏,世居古徽州婺源县下溪源村(图4-2),世代以医为业,又名"新安溪源程氏医派",是新安医学的一个重要的地方性医学流派,也是新安医学世家的重要组成部分,从开创到发展至今已有300余年,是我国目前中医学延续历史时间较长、学科较齐全的传统中医流派之一,具有很高的传承价值。

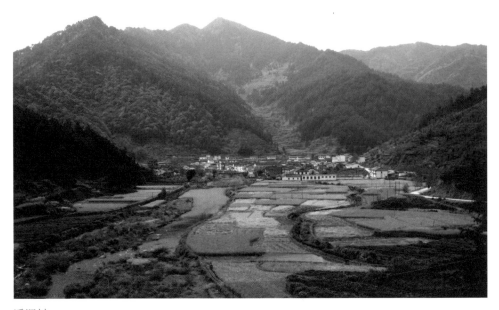

溪源村
—
图4-2

　　沛隆堂程氏治医严谨,名医辈出,从清初大字辈程北聪算起,至今已有十代传人,其中程良书为清代五品医官,程门雪为中国著名中医学家(周总理的保健医生),程定远(武当正宗淮河流派第二十二代武功及伤科传人、原江西武术协会主席),还有程焕章、程雪影、程振达、程琴香等都是曾经显赫一时的新安医家。他们相互借鉴、取长补短,发展成为一大医学流派。

　　沛隆堂程氏家族的医学传人,不仅医学经验丰富,学术见解独到,不少医家为启发后学,留下很多著述。

　　古往今来,沛隆堂名医辈出,医著宏富,医学繁盛,形成了一枝独秀的新安世医家族和以程门雪、程良书等为代表的名医圈,成为近现代医学兴盛的标志。

一、沛隆堂程氏医学的文化渊源

　　沛隆堂程氏世居溪源村(图4-3),为古代婺源通往徽州府县的要冲,受灿烂悠久的徽文化等文化影响,形成了融兼容性、高尚性、务实性、开拓性为一体的沛隆堂文化特征。

婺源溪头自古文风鼎盛,读书风气甚浓,历代名人辈出。历史上,溪源村曾出过3名进士,分别是万历戊戌年(1598年)的程希道、万历辛丑年(1601年)的程汝继、光绪癸卯年(1903年)的程昌鼐。出任七品以上官员的, 明代有任铅山知县的程宗洛、任袁州知府的程汝继、任南宫

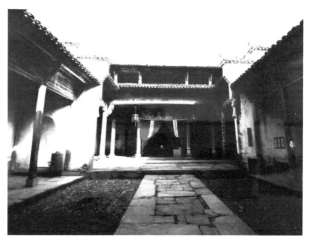

溪源村祠堂 —
图4-3

知县的程希道、任连城知县的程三、任大宁卫终历的程兆熊;清代有任梁山知县的程珇、任花县知县的程昌鼐、任蒲江知县的程鑫、任获鹿知县的程文谟。其中,明万历二十九年(1601年)进士程汝继,著有《周易宗义》12卷,不仅被录入《四库全书》,且康熙御纂《周易折中》时,亦多取其学说,并列其名。另有明代程顼著有《牧羊山人文集》《牧羊山人五言诗》;清代程徽五著有《靖氛要略》《河车图说》;程世炘著有《心池吟草》;程桎著有《古人绀珠》68卷,《古地绀珠》36卷;程兆第著有《保祖全书》6卷;程万里著有《彀音》2集,并纂辑有《汉书》20卷、《三传合选》24卷、《史记选》10卷、《左国辑要》4卷,可见当地文化之昌盛。

该流域自占教育兴旺,书院林立。早在元末至正年间,汪同在溪头境内古寺下创办阆山书院,成为溪源文化教育重要的策源地与传播地,是当时重要的学术活动中心与人才培育基地。书院教育大师赵汸等名儒在阆山书院讲学20余年,生徒众多,为溪源流域培养了一代又一代的人才,其学术成就与教育事功得到包括戴震在内等名流的高度评价与鼎力推崇。不少文人志士弃儒从医、以儒通医,形成了"仕人达医"之风尚。

新安程氏是古徽州的儒医世家,程氏医家身上所蕴藏的浓厚儒家思想是他们悬壶济世、著书立说、传承家学的内在思想基础,在传承过程中,因个人的喜好与周遭环境,不少医家对儒家、佛教、道教经典中与医学有关的部分也有

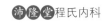

所涉及,如开山鼻祖徐广济是明末的大德高僧,在他的影响下,程琴香援佛法以解医理,结合佛家"极微之说"与仲景"腠理之说",创建"三焦—腠理—九窍"学说;程定远传承武当道针与医药,创建"四法合一"的体系,但丝毫不影响"沛德隆礼、精业岐黄"的儒家主流思想,以儒家风骨、佛家慈悲、道家良善而行悬壶之济。

二、新安程氏医家的文化根基

发源于古徽州的新安程氏医学,是根植于徽文化沃土上的一个区域特色明显的医学流派,古徽州文化昌盛,推动了科学技术的发展,促进了医药学水平的提高。在儒医相通的时代,弃儒从医、儒医相兼者不断增多。古今徽州读书上进,蔚然成风,除入仕做官外,相当一部分人受"不为良相,即为良医"的影响。故此人们竞相习医,以施医济众、济世救人为己任,引为自乐。

古徽州婺源为朱子阙里,新安程氏又为"二程之后",程氏家族世代习儒,广交之友大多出身儒生,先生所授也尽是儒学之理,儒家思想必然会融入程氏家族的为人风范和处世方式中,"鸿儒大医"一直是悬壶之路与之相伴的梦想。将"生命至上、仁心仁术、精勤习业、恪守礼仪"的儒医文化生命之光融入"沛德隆礼、精业岐黄"的座右铭中,历经数代而不息,成为中医文化史之显例,构成了新安传统文化的一大特色。

新安程氏医家以儒为宗是无可置疑的,但也不排斥佛道。徽州集儒、道、佛人文盛景于一地,山水间佛教寺院众多,尤以溪源漕溪古寺为中心,漕溪古寺建于元代,香火十分鼎盛,古寺隐约云外,每日晨夕鸣钟,则鲸音八百,闻于远近,令人深省之意,所以谓其"云外禅钟",为著名的"溪源八景"之一。明代著名儒医汪显高,明代抗倭将领汪鋐,曾经多次云游此寺,并留下绝美诗句。新安程氏开山鼻祖徐广济禅师,曾任漕溪古寺住持。溪源村村外尚有蛟池古寺、师姑庵、阆山古寺等古庙,佛教气氛甚浓(图4-4)。

溪源村与休宁县接壤,休宁齐云山是中国四大道教名山之一,唐代时道教开始在齐云山兴起。明嘉靖年间,明世宗命龙虎山正一派第四十八代天师张彦頨来山建醮祈嗣,次年获子,便从宫中内库拨银扩建佑圣真武祠并赐名"玄天太素宫"。此后,齐云山道业鼎盛,声名远播,成为江南一大道教活动中心。齐云山香会活动从农历七月初一开始,至十月初一结束。溪源村自古就有"溪源大社百子香会",每年依照固定日期起程齐云进香。

溪源传统社会佛道氛围很浓厚,对医家的影响也很大。新安医家与道士、僧侣的关系很密切,许多是身兼道医、僧医两重身份,如程定远道号"齐云子",程德自号"从一居士",与徐禅师相交甚好,徐禅师才将平生所学传于程德之子程濂。程氏历代医家除崇尚儒家思想之外,亦兼采佛、道之说来充实其医学理论。

程振达私淑朱丹溪,学习丹溪之法,起府丞之宿疾,声名大噪,程振达常谓:"余观近世医家会通三教者,宜莫如孙一奎",他认为"儒家穷理尽性,而道家性命兼修,佛家明心见性,若能深究三教之所以然,于医学思过半矣。"

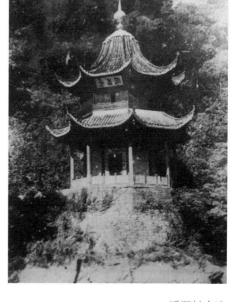

溪源村古迹
－
图4-4

三、新安程氏医家的文化素养

新安程氏历代先贤,不仅长于医,而且博学多才,为人治病之余,尚广求博采,或敦诗说礼,或徵宫考律,他们不仅思想深邃、学识渊博,而且多才多艺,诗书画俱精。

程门雪多才多艺,生平喜爱金石、书画、诗词等艺术,品题、鉴赏水平亦很高(图4-5)。其书法与古体诗造诣,可与他的岐黄之术相媲美。他早年的自我评价是"诗为上,书次之,医又次之",但后来仍以医扬名。

陈兼于在其《兼于阁诗话》中云:"中国医学为儒家一门大学问,所传《内经》《伤寒论》《金匮要略》等经典之作,旨趣精微,即后来医家著论,亦皆文字深

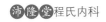

梅花人日草堂诗

朗月高楼燕市酒

程门雪对联

—

图4-5

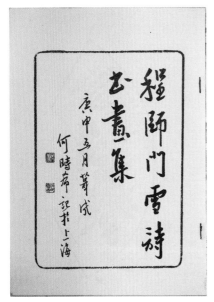

程门雪诗书画集

—

图4-6

奥,故深于医者,多为文学之士。近人程门雪,字九如,为海上名医,工书善画,书学钟繇,甚古拙,画兰竹梅菊之属,亦雅健有风致,诗有《晚学轩吟稿》……"

程门雪于诊务之余,常喜吟诗作画,何时希曾谓:"(门雪先生)餐于篆刻,布局处理,功夫不让专家。"上海诗书画篆刻名家、吴昌硕的传人王个簃与程门雪相契最久,程门雪又因诊病关系,与清代翰林刘未林相识,他的书法由学赵之谦而转学刘石庵,就是接受刘老的启示。他又与况蕙风、朱古微入室弟子、圣约翰教授、诗词名家陈蒙安交往,因此程门雪在壮年以后诗学还在不断精进(图4-6)。

今录门雪《论书四绝》于下:

书家第一尚风神,绝世仙姿不染尘,
留得兰亭真本在,好从明月认前身。
小真唯有洛神赋,大字无过瘗鹤铭,
更与行书添一席,合成三绝是兰亭。
鹤铭无字不清新,经石粗豪已隔尘,
此事故应输一着,似敬反正得真神。
淳化仅存皮貌在,大观偏少小王书。
萧条千载寻遗墨,幸此残篇能起予。

又为时希以小隶书写扇四首,一面仿冬心"万花如玉"法画梅,云:

鲜山诗老旧名家,后起能贤语未捊,
不负聪明冰雪质,少年奇气称才华。

丁真永草过于师,多艺多能信有之,
风格已高功力浅,墨池笔琢要寻思。

海上成连移我情,梅花一曲梦同情,

世人却说笙歌好,枉作高山流水声。

轻裘缓带登场日,荡气回肠一曲歌,亦是英雄亦儿女,醇醪古瑾近无多。

何时希赞其"弦越唱叹,自然雅音,已令人神往"。

程门雪的书法亦有不少传奇,他起初学的是赵之谦,由于当时名医秦伯未亦学赵之谦,秦伯未是程门雪的同窗,于是程门雪经清代翰林刘未林之劝,改学刘石庵,由此可以看出其谦让之美德。其后,程门雪又力溯石庵之所学,而上追苏东坡、颜平原、王右军;小楷学钟繇;行书则归于蔡君谟。程门雪先生最大成却在隶书,他从《史晨碑》《张迁碑》《西狭颂》诸汉碑入手,下觅清代郑谷口、翁覃沃、伊墨卿诸家成名的足迹,不囿于"数黑道白,笔画匀整"的故法而自成面目,或左疏而右密,或上紧而下松,奇偶相生,敬正相成,取法于篆,以圆济方,有变化之妙,无堆垛之厌,以臻乎自然之境,读之意味不能尽,此其所以可爱也。

程雪影是程门雪侄辈,与程门雪同在吴伟模门下,他酷爱国画(图4-7)与医学,1923年考取上海艺术专科学校,师从潘天寿,并受教于刘海粟、俞寄凡、诸闻韵等名家,画作笔墨淋漓,清新素雅,格调不凡,被潘天寿称为"有徐渭之风"。他的水墨兰花是当时画坛一绝,和新安画家程管侯的梅花并称"新安梅兰二笔"。《屯溪市志》曾记载:"民国时期程雪影的墨兰、程管侯的梅花颇具造诣。"程雪影的作品多次在省内外展出,新安著名画家汪采白很欣赏他的墨兰,并多次和他合作。

自古文人就偏爱种兰、赏兰、咏兰、画兰、写兰,有着挥之不去的兰花情结。从中国传统美学来看,兰品被当作君子的象征,兰骨是风骨的写照,通过借助兰花来寄予感情、节操,成为中国知识分子追求崇高志向、远离污浊政事、保全自己美好品格的化身。程雪影的兰花不仅清雅秀

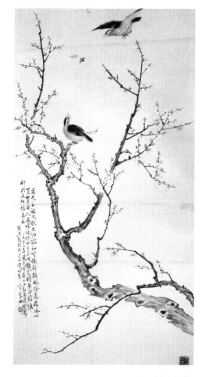

程雪影画作
图4-7

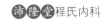

逸,别有韵味,其题画兰花诗亦颇有禅意。

习习谷风凉,高斋引兴长。

不知毫作势,只觉墨为香。

九畹半笺得,三湘一卷藏。

幽芳如可佩,采采莫相忘。

众卉争妍日,孤芳独赏时。

春风吹不到,空谷与谁期。

静抚尼山操,狂吟楚客词。

何如图画里,相对影参差。

午梦醒来墨未干,且将斑管写幽兰。

早知不入时人眼,多买胭脂画牡丹。

半幅桃笺湿露华,兴来泼墨数枝斜。

若将九畹评佳士,香风散露远天涯。

本色佳人入画图,蓬头赤足未嫌粗。

素心剖与东风看,肯染红尘半点污。

四、新安程氏医家的医德文化

新安程氏医家深受儒、佛、道文化的影响,大都具有较高的职业道德修养。不仅医技精湛,而且形成了高尚的医德医风,以儒家风骨、佛家慈悲、道家良善而行悬壶之济世。

新安程氏医家始终恪守"沛德隆礼,精业岐黄"的堂训,沛德即追慕"才能之大、德行之高"。《诗经·淇奥》中有"有匪君子,如金如锡,如圭如璧"之句,即描述有位君子风流潇洒,令人钦羡,质地精纯如金似锡,才沛德纯有如圭璧,胸怀豁达,举止优雅,气度宽展,抱负远大。因此,"沛德"是"才沛德纯"之谓。

《荀子·议兵》中云:"隆礼贵义者其国治,简礼贱义者其国乱。"隆礼贵义是

治国之本,亦是为人之本。沛隆堂崇尚"才沛德纯、隆礼贵义",警示后人为医者
须德医双修。

　　程雪影在他的《全部历史和全部工作》中记述:"以前父亲在世时,曾再三
嘱咐,凡遇人生病,尤其是贫苦的人正在患难之中,当热心为人医治,积些德
留给后人,不要乘人之危,而取人
钱财。绘画是富人欣赏的东西,多
卖点钱不为之过。"他每年寒暑假
回家时,多为村中附近乡亲们诊治
疾病,从未收过诊金,对于很多贫
困之人,还无偿赠送其药品。至今,
乡亲们还在怀念他的功德(图4-8)。

　　"才沛德纯、隆礼贵义""沛德隆
礼,精业岐黄",已成为沛隆堂人的
价值观;"以义为上,义利共生"是沛
隆堂人的生存哲学。质地精纯如金
似锡,才沛德纯有如圭璧,其内在的
仁德、济世精神,与中华民族传承千
年的儒家仁术精神内核高度契合,
历久弥新。

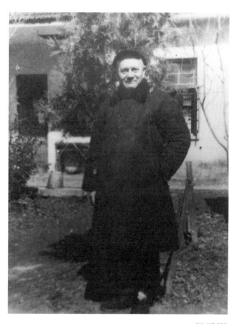

程雪影
-
图4-8

第三节
非遗属性

一、项目简介

　　中华文明世代相传,创造了灿烂辉煌的中医文化。沛隆堂老字号作为我国

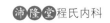

传统商业文化遗产的重要载体,拥有独特的传统技艺、经营理念和文化内涵,不仅是徽文化的集中体现,也是非物质文化遗产的组成部分。

沛隆堂是古徽州地区中医药行业中闻名遐迩的老字号,创建于清朝乾隆三年(1738年),至今已有200多年历史,虽辗转数地,但世代薪火相传,门人弟子遍布江南数省,为古徽州中医名流,影响深远,是我国目前中医学延续历史时间较长、学科较齐全的传统中医流派之一,具有很高的传承价值。

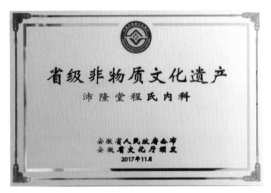

沛隆堂程氏内科被列入"安徽省代表性非物质文化遗产名录"

图4-9

2017年,沛隆堂程氏内科被列入"安徽省代表性非物质文化遗产名录"(图4-9)。2016年,沛隆堂程氏内科被列为黄山市非物质文化遗产保护示范基地,在行业内外,起示范带头作用。作为传统企业文化,沛隆堂有两大亮点:一是"才沛德纯、隆礼贵义"的沛隆精神,奉行"不为良相,即为良医"的儒家思想,实施"名医典范,世家传承"的发展战略,确立"固本培元气,清源养太和"的诊治准绳,以提供"儒医仁术,道地药材"为服务标准,融合防、诊、治、调、养于一体,特色突出,优势明显;二是"精业岐黄"的敬业精神,以医者笃学精业以成仁术为指引,服务社会,造福大众。

中医药老字号的人文精神,是中医药界优良的传统,中药传统制作技艺,充满了大国工匠的原创思维,这些都属于非物质文化遗产。它代表着新安程氏医家的思维方式、想象力和创造力。保护它的精神价值、原创性和灵魂,使其长期处于活态传承而不枯竭萎缩,是当前一项极为重要的任务。

沛隆堂程氏治医严谨,名医辈出,在新安医学的世医"家族链"中,以内科、妇科为主的"新安程氏"家族被认为是中国历史较悠久、当代影响较大的世医家族之一,在新安医学乃至传统中医药史上都占有重要的地位。不见新安程,不知医道深。

三百余年的沛隆堂程氏医学留下很多著述,青囊秘术源远流长,如程雪影著有《临床一得》《妇科讲话》等未刊本,程门雪著有《金匮篇解》《程门雪医案》等,每被后世医家视为鸿秘,有着很高的学术价值和文物价值。

沛隆堂程氏内科的医学传人大都医而好儒,具有极其浓郁的文化特质,程雪影和程门雪都在诗、书、画、医领域造诣颇高,名盛一时(图4-10)。

沛隆堂程氏内科是新安医学的一朵奇葩,有很高的研究和传承价值。近年来,沛隆堂程氏内科传承人程剑峰,为挖掘整理新安程氏医学辛勤工作,取得了一系列成果,目前正在朝着新安程氏医学现代开发的方向迈进。

程门雪刻"愿为良医"印
图4-10

二、基本内容

1.取法仲景,崇尚经方,自成体系

东汉末年,张仲景著《伤寒杂病论》,言简义奥,医理精深,对汉以前的医学进行了高度总结,对后世医学的发展起了积极的推动作用,被医家视为传世经典。

程剑峰认为,经典之核心在于其原创的思维,然这些独特思维的认识,首先要做的,就是对经典用字的澄清与训诂,如此才能充分认知和准确把握经典的原义。新安程氏历代均潜心于仲景之学,对于《伤寒论》的注疏释义、研究实践,一代一代医家在前人基础上不懈努力,成绩斐然,俨然自成一家,名扬海内。

"程派伤寒"的形成,由明徐广济开"程派伤寒"之先河,阐述了仲景表里分治的学术观点,影响后世,至乾隆以后,程士禄著有《医经正误》,程昌植著有《伤寒辨义》,奠定了"程派伤寒"的理论基础。民初,"程派伤寒"从理论体系到临床实践已基本成熟,程门雪的代表性著述有《金匮篇解》《伤寒论歌诀》《伤寒六经析义笔记》等(图4-11)。在此基础上,程剑峰著有《沛隆堂伤寒论讲记》,承前启后,继往开来,使"程派伤寒"再放光彩。

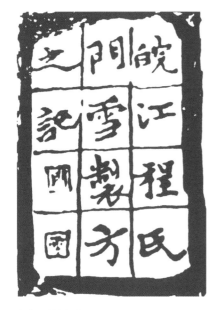

程门雪处方印

图4-11

程琴香对"程派伤寒"的发展起着至关重要的作用,他从吴谦在《医宗金鉴》提出的从化之说,以"悍气从化"立论,摒弃六淫学说,使得"程派伤寒"创新立意,自成一家。

经方在东汉以前就已形成,至东汉《伤寒杂病论》著成,形成了完整的辨证论治体系。经方独立存在于汉代,有着独特的理论体系,因而取法仲景,不仅是指娴熟运用《伤寒杂病论》中的方剂,尤要重视仲景完整的理论体系。

经方的特点,药少而精,出神入化,起死回生,效如桴鼓,经方发展到《伤寒杂病论》,已形成了完整的中医学派——经方学派,它具有独特、科学的理论体系。经方的科学性多已公认无争,但对其独特性尚缺乏足够的认识,程派伤寒认为"明辨形证,以候病机"是仲景医疗体系的显著特点,区别于其他体系的辨象思维,因此仲景独创六病分证而不用五行辨证,是区别其他中医理论的关键。

张湛曰:"夫经方之难精,由来尚矣。"人们自古崇尚经方,但真正认识经方并非易事。新安程氏一门学宗仲景,擅用经方,同时又十分注意吸收民间传统的治疗经验,做到"博采众方",兼收并蓄,又不泥于常法而加以创新。临证处方,药简效宏,往往一二剂立起沉疴,病人无不称颂。"程派伤寒"以其独特的学术体系,作为一个学派自立于医林,对弘扬仲景医学精华有着不可低估的价值。

2.形神一体,杂合以治,得其所宜

"杂合以治",语出《素问·异法方宜论》,其原文为:"圣人杂合以治,各得其所宜,故治所以异而病皆愈者,得病之情,知治之大体也。"沛隆堂程氏内科秉承"固本培元气、清源养太和"的独特学术思想和"四一结合"的综合调治思路,"一双手——推拿疗法""一根针——针灸疗法""一把药——中药疗法""一炉丹——气功疗法"等传统医技,只要能够达到"得其所宜",与病情相符合,就能取得良好的临床疗效。

　　针灸中药,虽有外治、内治之分,但针药同源,治亦同理,都是在祖国医学理论体系和治疗法则的指导下,从整体观念出发,以调和阴阳气血,祛邪扶正,治愈疾病,这是没有分歧的。《伤寒论》很早就是针药并用、内外同治的典范,因此,两者可收相辅相成、相得益彰之效,决无矛盾之理。程雪影说:"医学分科始于唐代,孙思邈《千金方》就说过'若针而不灸,灸而不针,皆非良医也。针灸而不药,药而不针灸,尤非良医也……知针知药,固是良药。'"

　　早在1928年,程雪影即以"新安程氏大方脉"名世,在临诊时按脉察舌,辨证论治,根据病情需要,以针、灸、拔火罐为主要治疗手段,兼用汤药丸散,膏滋药酒,药熨熏洗,外敷搽擦等多种治疗方法,针药并用,内外同治,千方百计地解除病人疾苦。

　　程定远是"四一结合"综合调治的集大成者,程氏为武当正宗淮河流派第二十二代掌门。该派武医并重,主要有武当太乙元和功等功法（图4-12）,以及秘传推拿疗法、丹丸膏散等秘方。在练拳时,以意运气,意之所至,气即奔驰,意守丹田,久练则气血旺盛、精力充沛,有病能治,无病可防。在技击时以柔克刚,舍己从人,引进落空,乘虚而入。宗法太极、易理。医成后可为人治病。此功曾在江西、安徽一带得到大力推广。程定远突出了武当正宗淮河流派以"一双手、一根针、一把药、一炉丹"之"四一"治疗的特点,用秘方配制膏、丸、丹、散,结合针灸、推拿接斗手法,治疗骨伤科及内科、妇科疑难杂病。

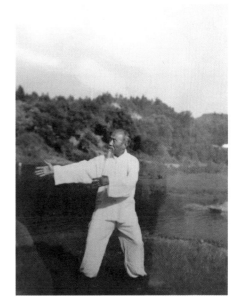

程定远在修炼六合功
图4-12

　　3.秘制膏方,传承古法,匠心独见

　　关于膏方的定义,秦伯未《膏方大全》里的论述极为精详:"膏方者,盖煎熬

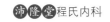

药汁成脂液,而所以营养五脏六腑之枯燥虚弱者也,故俗称膏滋药。"可见膏方形成源于汤药。膏滋药通常是由汤药(煎剂)经过浓缩演变发展而来,故有"凡汤丸之有效者,皆可熬膏服用"之说。膏剂本身是中药制剂的一种,与丸、散、丹、锭等其他剂型一样,仅是表达制剂的一种形态而已。膏滋的字义是"沃泽、滋润",因包含着补养的意思,故世人皆认为膏方就是补药。事实上,人体在冬季阳气收藏之际,服用膏滋药以防治疾病、固本清源,不失为一种治疗慢性病行之有效的康复之道。

膏方的起源相当早,目前发现中医最早的古籍《五十二病方》中就有"以水一斗,煮胶一参,米一升,熟而啜之,夕毋食"方,虽未以"膏"名,却可视为我国文献可见最早的内服膏剂方。稍后的《武威汉简》中有"治百病膏药方"和"治千金膏药方"等,也是可用于内服的膏剂方。

南北朝时期,陶弘景在《本草经集注》中对膏方的论述更为周详。陶弘景指出:"又疾有宜服丸者,宜服散者,宜服汤者,宜服酒者,宜服膏煎者,亦兼参用,察病之源,以为其制耳。"这就很清楚地指出了以治病的需要来确定剂型和给药途径,并将"膏煎"即膏方定为常用剂型之一。

清代徽州地区膏方补养之风盛行,《医宗金鉴》等书中对于膏方的记载有很多。膏方在清廷中的运用面广、量多,在全国也成为一种时尚。徽州清代御医众多,一些告老还乡的御医将膏方调制和熬制技艺带回徽州,使得徽州膏方渐入炉火纯青之境。新安程氏光字辈医家程良书,少年习儒,后承袭祖业,精于医,在军营中多次立功,封五品医官。据程氏宗谱记载,程良书曾经多次受命进宫为皇亲治病,并将程氏膏方技艺与御医交流,将水果入膏调味之法也带入宫中,深受皇家喜爱。

民国时期,新安程氏医家程门雪等新安名医在膏方防治疾病方面传承创新、博采众长,发展出集进补、调理、治疗、康复等于一体的新安膏方,并被推崇为"膏方之优",也使膏方从少数人专享走向世俗民间。《秦伯未膏方医案》中有关于程门雪膏方的记载。由于当时上海膏方盛行,程门雪先生的膏方医案被当成教材,由其弟子胡建华讲解。袁灿兴先生整理的《程门雪膏方案》是由程门雪的学生陈孟恒手抄,原名为《蒲石山方膏方》,膏方案例虽然不多,但辨证细致、论述精辟,理、法、方、药严谨,颇具影响。

膏方的工艺方法十分讲究,传统熬制过程有"一日浸渍,两日化胶,武火三熬,文火收膏"等16道传统工序。取材和熬制方法及使用器皿、水质、火候等均按古法,功效不言而喻。

"一日浸渍",一料膏方有几十种药材,最重可达十几千克,熬制之前须先浸泡,药材不浸透,就煎不出来。首先按根、籽、骨类、茎果类,花、枝、叶类,分别放入洁净的砂锅内,加适量的水浸润药料,充分吸收使其膨胀,然后再加水以高出药面10厘米左右,浸泡24小时,浸泡到位才能把药性泡出来。

"两日化胶",阿胶、龟板膏或鹿角膏要用黄酒浸泡48小时,酒能解腥祛膻,在膏方中起矫味作用,酒还是胶类成分的有效溶剂,能提高膏方用药的药用价值。膏方用酒也是大有讲究的,加了好酒熬制出的膏会有一股醇和馥郁的酒香,使膏变得更加好吃。

"武火三熬",武火熬汁,将浸泡好的药材放入煎药锅里,搅拌只用冬竹片,用武火熬煮出"三汁"药汤。"头汁"要煮沸5小时,"二汁"再加水煎煮4小时,第三次应大于3小时,层层提炼出高效精华。另外,如果方中有像胡桃肉、桂圆肉、红枣类的材料,有的膏方要另行煎煮取汁,等到收膏时一起放入,更能充分发挥其作用。

"文火收膏",武火三熬之后,将过滤净的药汁倒入锅中,进行浓缩,可以先用大火煎熬,加速水分蒸发,并随时撇去浮沫,让药汁慢慢变成稠膏,再改用小火进一步浓缩,此时应不断搅拌,因为药汁转厚时极易粘底烧焦,通过独特的判断方法确定达到标准了,再搅拌到药汁滴在纸上不散开,此时可暂停煎熬,这就是经过浓缩而成的清膏。

沛隆堂膏方传承沿用道家九转长生神鼎玉液膏的熬制方法与技艺,依据药材特性依照特点依次加入药料,并用绢滤去渣后,加入阿胶等收膏。沛隆堂"九转炼膏"技艺,起源于道家,经历从道家到医家的历史变迁,在这样一个时间和空间维度里,世世代代传承着心口相授的膏方技艺。在"修合虽无人见,天高必有仙知"的核心思想指导下,沛隆堂九转膏方制作技艺明确了古法炮制的重要性,强调了"时辰"在炼制过程中起承转合的核心意义。新安程氏对"九转炼膏"的炼制古法进行了系统的流程梳理,细化了工艺流程,同时也对膏滋药在炼制过程中从"量变"到"质变"制定了量化标准,这是"九转炼膏"法的核心价值所在。

"九转炼膏"每个环节都是膏滋药成败的关键,譬如蜂蜜是沛隆堂九转膏

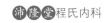

方的主要辅料,然蜂蜜"熟则性温,故能补中",这里的"熟"指炼蜜,蜂蜜炼制工艺最为复杂,要根据中药的不同性质,炼制成不同浓度的蜂蜜来保证膏滋药的外观及内在质量,炼制蜂蜜的程度可分为嫩蜜、中蜜、老蜜,沛隆堂定点收购的是农家的土养蜂蜜,须得除去泡沫及上浮蜡质,加热至锅起鱼泡,用手捻之有黏性,两指间尚无长白丝出现时,迅速出锅。

　　"九转炼膏"最后的环节是晾膏:将熬好的膏装入洁净干燥之瓷质容器内,先不得加盖,用清洁的纱布遮上,放置一夜,待充分冷却后再加盖,于阴凉处放置,即可每日服用(图4-13)。

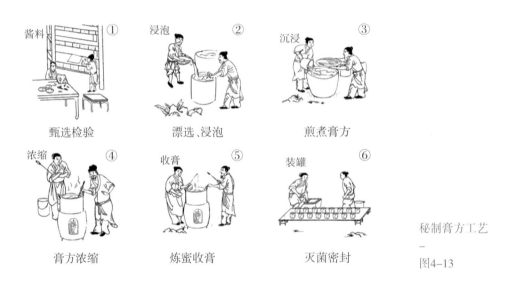

① 甄选检验　　② 漂选、浸泡　　③ 煎煮膏方

④ 膏方浓缩　　⑤ 炼蜜收膏　　⑥ 灭菌密封

秘制膏方工艺
图4-13

　　如此完善的炮制技艺,熬制出的膏滋功效是普通膏方的几倍,凝结着古代医学家的智慧。

　　4.精于内科,兼通妇儿,尤擅疑难

　　新安程氏医学作为一个地方医学流派,既有一家之言,对某一专科类疾病的证、理、法、方进行深入研究,又能全面阐述,涉猎的内容几乎包括临床各科及其疑难杂病。许多医家以其杰出的学科特长和专科著作驰名中外,因为对多学科领域的独到见解和学术建树而光照千秋。精于内科,兼通妇儿,尤擅疑难,百花争放、百舸竞流,蔚然形成新安医学的一大景致。

　　据对历代医学史料有关文献和家谱相关记载的不完全统计,自清初到现在,沛隆堂程氏医派仅嫡系传承人就已有名医20余人,他们撰著的医学著作共计40余部,其中涉及基础医学、临床医学和药物学等方面。

程氏家族世代行医,程氏以内科见长,后兼通妇科、儿科、外科,程氏认为传统的大方脉推崇明代著名医家薛己"十三科一理贯之"之说,不仅诊治内科一端,其行医范围较广,学科较齐全,以内科、妇科为主,涉及外科、儿科、肿瘤科、皮肤科、针灸科等。对专业学习,程琴香强调要一专多能,"欲专小方脉,则不可不通大方脉;欲专外科,亦不可不读内科",认识到多学科之间知识的相通性、相融性和多学科交叉的重要性,颇有见地。

新安程氏向以内妇兼擅见长,程门雪一生博览群书,谦虚好学,晚年学识与经验并臻上乘,他认为妇科无佳书,其实妇科难于内科,除在诊断、治疗上需有真传外,尚要有深厚的内科基础,程氏常以《伤寒论》《金匮要略》的基本理论指导其妇科临床实践,每能出奇制胜(图4-14)。

如曾治一妇女梅核气,初诊:1958年5月19日。咽梗如梅核气,"火逆上气,咽喉不利,麦门冬汤主之",方药:北沙参9克,米炒麦冬9克,竹沥半夏6克,炙甘草2.4克,旋覆花6克

程门雪刻"新安程氏"处方印
图4-14

(包煎)、煅代赭石12克(先煎)、炙乌梅0.9克,左金丸2.1克(吞),煅瓦楞子12克,枳壳3克,炒竹茹4.5克,绿萼梅3克,姜汁枇杷叶9克(去毛包煎),福泽泻4.5克,7帖。二诊时,咽梗梅核已见轻减,咽干鼻燥,溲热。再从前方加味,前后4诊,即告痊愈。从此证可以看出程门雪深厚的伤寒功底,而且用方不拘一格,除善采众长外,还力求善于变化,在治疗妇科病时,并不拘于历代妇科名家之成解。

《金匮要略》是中国现存最早的治疗杂病的医学著作,其中关于妇人病证治疗的三篇共有条文44条、载方36首,共分述妊娠、产后、杂病三大类疾病,讨论病证20余种,理、法、方、药悉数具备,内治、外治方法丰富多样,兼备理论性与实用性,程氏家族以研究仲景心法为旨趣,无论内科还是妇科,组方精纯、药专效宏,新安程氏医家的弟子、学生和传人也能够较快地在临证实践中脱颖而出,成为时代的佼佼者。

中医儿科,源远流长,为中华民族的繁衍昌盛和儿童保健事业做出了不可

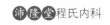

磨灭的贡献,是中华民族优秀传统文化园中的一朵绚丽夺目的奇葩。新安程氏,在中医儿科方面也具有临床特色和优势。儿科又被称为"哑科",问诊与脉诊都十分困难,程琴香先生曾谓:"儿科要以望诊为要,而望诊又以舌诊为主,查舌不仅要看舌质的色泽、形态,舌苔的厚薄,润燥腐腻,尚须观察口唇的润燥,唇舌合诊,观色望形。"明察秋毫是新安程氏儿科方面的特色。

儿科出疹性的疾病甚多,此为中医儿科的优势。新安程氏对于皮疹的诊断,有自己的心得和体会,如麻疹出疹后,鼻尖的望诊十分重要,若全身红疹密布,而鼻尖部不见疹子,此仍属出疹不彻,可能是邪气内陷的征兆。如果鼻尖部出现红疹,则提示3日内疹子会透发齐全,转至恢复期。

在儿科治疗方面,新安程氏善用经方,灵活变通。程琴香认为,经方验证了几千年,只要病机相合,可以大胆使用。程氏擅长诊治儿科杂病,如儿科伤食发热、荨麻疹等,认为伤食发热的治疗以消食化滞为主,发汗散热为辅。荨麻疹属于"瘾疹"范畴,新安程氏根据分团的大小和色泽来区分病性,并结合汗之有无、小便的通利情况,来鉴别病位,十分简捷明了。

疑难杂症是新安程氏的主攻方向,程琴香先生倡导"外证行营卫,内证通脏脉",以调理"气""血""精""津液""脉"的盈虚通滞为治疗主张,对全身的多种慢性病和疑难病都能辨证准确,立法精当,用药精省,疗效卓著。程剑峰继承了程琴香"以病机为纲、异病同治"的学术思想,以经方大剂,起沉病,愈废疾,对慢性肾病、恶性肿瘤等疾病,形成了自己的诊疗体系,对中医辨证体系的完善做出了贡献。

新安程氏学术思想有着自己鲜明的特点,即辨病与辨证相结合,突出以辨病为主,善于总结疾病特异性,同时亦注重"天人合一"的整体恒动观为指导,全面收集、分析各种证据而做出诊断,新安程氏医家把人体看作一个和自然界息息相通的统一整体,故把调动、扶持、恢复人体自身的抗病能力和调节能力作为治疗的出发点和归宿,即以顾护正气为出发点,并充分考虑个体差异,因时、因地、因人制宜,在诊断和治疗上比较全面、灵活、注重动态变化。方理推演,由形入神,主张"动形以制神",一切疾病都与形,与脏、经脉、九窍张弛异常,与气、血、精、津液的盈虚通滞息息相关,掌握经方异病同治之理,才能应付无穷病变。

三、基本特征

裘沛然先生曾说:"晚近医家以道德文章见重于世者,大江南北,争推程门雪先生。先生对中医学理论造诣的深厚、临床经验的丰富、处方用药的精湛,俯瞰医林,雄视当世。"这是对程氏医家的高度赞赏。

新安程氏医学的基本特征是文化底蕴深厚、医技广博精湛、历史灿烂悠久、传承井然有序。

1.文化底蕴深厚

新安医学起于宋、元,盛于明、清,历民国而至今,在漫长的800多年的岁月更替中,逐渐形成并建立起独特的医学体系,具有深刻的徽文化内涵。新安地区(古徽州)医家之众多、医著之宏富,卷帙之浩繁亘古未有,在地域医学中堪称首富。作为徽文化的一个重要分支,鼎盛于一时的新安医学对整个中医药理论体系的完善和发展起到不可磨灭的作用。时至今日,新安医学研究灿若星河,人们不断探索其当代价值。

新安程氏地处"朱子故里"婺源县,古属徽州管辖。自古儒风独茂,程氏历代先贤受"不为良相,即为良医""学而仁则医"等儒家思想的影响,亦儒亦医,志在济世。古徽州是一片盛产"医技文明"的土地,新安程氏医学正是这一文化土壤的不朽产物,是一种特定地域环境下的医学文化。底蕴深厚的徽州文化也是沛隆堂程氏医学形成和发展的动力。

新安程氏医学发展的基础得益于程氏独特的教育内容和方式。新安程氏医学教育,是在中国传统文化儒家"仁爱"思想的影响下,形成以"仁者爱人、济世救人"为核心的教育理念,使医学的"仁爱"精神世代相传。

新安程氏医家均出身世医家庭,家学渊源深厚、医学理论渊博、实践经验丰富,为医学传承发展做出了积极贡献,尤其是近代医学教育家程门雪先生,其《金匮篇解》《伤寒论歌诀》《女科歌诀》等是指导初学者的入门著作,对中医学的教育教学、传承与发展功不可没。无独有偶,程雪影的《汤头歌诀白话解》《妇科讲话》等同样采用了歌诀形式,简明扼要,又朗朗上口,内容全面,简明实用,博采众长,各抒己见,医文并茂,寓医学于诗词歌赋之中。书中的歌诀体裁运用十分广泛,不仅概括了本草、方剂等基础理论,也对内、外、妇、儿各科疾病

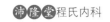

进行了描述,再加上注文的补充说明,行文论述更为生动翔实,对程氏医学的继承、传播和发扬起到了十分积极的作用。

2.医技广博精湛

新安程氏医派是我国目前学科较齐全的传统中医流派之一,在一个很小的地域,涌现出了一大批岐黄高手、医界名家,学科涵盖内、外、妇、儿、伤科,诊断、处方、用药等方面都有着博大精深的医学理论与实践技能,以其独特的"简""便""廉""验",对保障人民群众的身心健康起到重要作用,是新安医学中不可或缺的重要组成部分。

新安程氏许多医家先习举子业,饱读诗书,具有深厚的人文素养,此后抛却功名利禄,献身医学事业,终生悬壶济世。由于先儒后医,通晓百家,擅长博采众长,能够深究医理,推陈出新,加上长期的临床实践磨炼,使得他们的医学理论和医疗经验扛得住岁月风雨的侵蚀,经得起临床实践的检验。

徐大椿曾在《医学源流论》一书中专谈《医非人人可学论》,其中提到:"孰知医之为道,乃古圣人所以泄天地之秘,夺造化之权,以救人之死。其理精妙入神,非聪明敏哲之人不可学也。"学医者不仅须天资聪颖,还要博学多闻,精思善究。程氏世医家族有世承的家学医术,世代以医为业,并且学医条件较为充分,学医者一般从小就可以接触到各种医书,并且耳濡目染,亲受家师之教,比其他学医者学习时间更长,基础一般也更为扎实,因此程氏历代医家医技广博精湛。

在程氏医家长期的医疗实践中,对内科慢性咳喘、急性发热、胃脘疾病、急慢性肾病、肿瘤等都有自己独特的见解,对带下、崩漏、经乱、不孕、胎产等许多难以启齿的妇科病都能应手奏效。

3.历史灿烂悠久

沛隆堂程氏业医,历史极其悠久,有历可查的就可追溯到清初,历经清代、民国,绵延而来,从清初的程世德得名算起,名医辈出,传承至今已有近300年的历史,既有"文化遗产"的一面,又有现实应用和不断嬗变、发展创新的一面。新安程氏医学发展的历史,熔融于作为中华传统文化缩影的徽学文化及中医药文化之中,成长在徽州浓郁的中华历史文化氛围里,独具新安医学传统文化的魅力。

"逝者如斯夫,不舍昼夜。"蜿蜒不息的龙溪水,滋润了沿河两岸"以诗书求闻达"的文化基因;徽州特有的地理环境和民俗风情,赋予了新安程氏医学浓厚的文化色彩(图4-15)。由徽州文化固化而成的人文精魂,其生命力、影响力、感召力和穿透力,真实而又形式多样,持续而又深刻隽永。

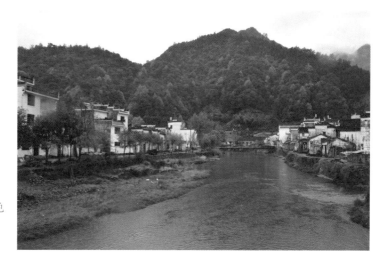

溪源村景色
—
图4-15

三百年悠悠岁月,历经明、清、民国,延绵至今,程氏医派师古不泥,在传承的基础上,历代都有所发明创造,这是中华民族最深沉的民族禀赋,也是新安程氏医派最鲜明的特征。在新安程氏医学的典籍中,逐字逐句,字里行间,既保留了老祖宗的法脉,又都有所创新。不故步自封,不随波逐流,为拯救黎民疾苦,在实践中汲取古代优秀的文化遗产,坚持学术理论的继承与创新,这是新安程氏医学难能可贵的治学品格。

4.传承井然有序

世称"医不二世,不服其药",人们历来都很看重世代相传的医家,这主要是指父子传承、族裔沿袭,数世乃至十数世、数十世相传的,但是能绵延不绝,传承至今的世家,真属凤毛麟角,这是一种值得研究的历史文化现象。

沛隆堂程氏内科肇始于明代,鼎盛于清代、民国与新中国,在新安程氏沛隆堂家族绵延的数百年中,尽管政权几经更迭,但程家世泽绵延,代代人才辈出,长盛不衰,是徽州这一文化土壤的不朽产物。

在徽州,程氏沛隆堂家族是公认的名医世家。所谓名医世家,且以弘扬仲景之学为旨趣,即世世代代穷研医理、精于岐黄的家族。他们兼收并蓄、和而不同,不拘一格、鼎新而变,在学术上成果累累,声名远扬。他们对于社会的文明

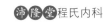

134

生活有着良好的模范带头作用，对于社会的发展有着良好的引导作用。有鉴于此，程氏沛隆堂家族在人们的心目中是一种信誉，一种敬仰，一种崇拜，一种典范。

古徽州历代皆以从儒攻举子业为重，书院书塾林立，著书立说蔚然成风，素有"东南邹鲁"之誉。"不为良相，即为良医"，成为众多沛隆堂程氏医家步入岐黄之途的主导思想，所谓"学而优则仕，学而困则商，学而仁则医"。济世活人、光宗耀祖，成了沛隆堂程氏医家的座右铭和终身的希冀，这也是新安医学得以发展传承的文化根源所在，是传统文化向心力的体现。

沛隆堂程氏医家父子（侄）相承或师徒相授，他们相互借鉴、取长补短、发展成为一大医学流派。沛隆堂程氏内科的行医与传承脉络十分清晰，上述名人大多有迹可循，因此对于我们研究祖国医学传承模式与发展新安医学更具借鉴参考和教育意义。

新安程氏是以研究张仲景《伤寒杂病论》的辨证论治、理法方药为主题的中医学术流派。在长期历史发展的过程中，新安程氏具有清晰的学术传承脉络、鲜明的学术思想，临床疗效卓著，善用经方治疗内、妇、儿科疾病，其学术地位和社会影响力受到医界同人的一致认可，俨然成为"程派伤寒"学派。

"源""流""派"是构成中医学术流派的基础框架，又是流派传承和发展的重要环节。新安程氏以"程派伤寒"为基础，以明代徐广济为源，遥承仲景，奠定基石；程世德开宗立派，启迪后学；后又有程门雪学贯古今，俯瞰医林；程琴香循名责实，渐入佳境。

孟子云："君子之泽，五世而斩。"从明、清以降，前后三百年，绵延十代，却依然是名医辈出、医名鼎盛，祖传的一袭药香，依然亘古而强劲地流传着。

四、重要价值

新安医学是徽州文化中的一朵璀璨奇葩，一直被医史文献专家们视为中医药学的一个典型缩影和代表，并素以"南新安、北华佗"而名蜚杏林。新安程氏医学的特点是人物众多，他们医学理论渊博、实践经验丰富，著作涉及伤寒、金匮、本草等医学基础理论，以及内、外、妇、儿、骨伤等临床医学各方面，卷帙浩繁，博大精深，无愧为"中医硅谷"中的明珠瑰宝。

新安程氏医派作为非物质文化遗产，其重要价值主要有以下几个方面：

1.文化的核心价值理念具有重要价值

《周易》中的《贲卦·彖传》云:"观乎天文以察时变,观乎人文以化成天下。""教化"与"教育"虽仅一字之差,但其手段的高明程度却远非教育可比。新安程氏以"沛隆"为堂号,即以"沛德隆礼,精业岐黄"为沛隆堂人的座右铭,从德与业并重的角度,激励后人德医双修。这种化育世道人心之核心价值理念,是中华文明生生不息的真正意义所在。

翻开新安程氏沛隆堂家族的300年史册,在漫漫的历史长河中,程氏家族不仅为一方百姓的生存繁衍与身心健康做出了很大的贡献,而且在此基础上衍生出的中医文化也闪烁着灿烂的光辉。

在当今科学技术高度发展的情况下,我们必须注意到:科学技术虽然可以造福人类社会,但也可能严重地危害人类社会。《黄帝内经》中说:"人之为道者,上合乎于天,下合乎于地,中合于事。"指出了医学是崇高圣人之道,既要与天文、地理等自然科学相结合,也要合乎国家社稷和社会公理。"沛德隆礼,精业岐黄"这种核心价值理念和行医规范及做人准则被整个家族认同,由这种文化继而构成传统,代代相传,并成为一个家族的凝聚力,几百年来焚膏继晷,生活在这种传统之中,延续这种特有的文化和价值观。

徽州的传统文化,以儒为主线,佛家与道家兼容,中华传统文化中的医家不仅是指一种医疗技艺,更是中华文化的道统,是中华文明与智慧的集中体现,新安程氏沛隆堂家族的医技传自佛家大德高僧广济禅师,抗日时期又融入武当正宗淮河流派的思想,渐有"会通三教,见革于医"之势,融合了佛、道、儒三家思想的精华。除了三家共有的"天人合一"思想外,佛家的慈悲宽容、道家的宁静良善、儒家的淡泊明志,共同融进了家族的血脉,因此,他们的伦理道德、思维方式、心理形态深处,既有"穷则独善其身,达则兼济天下""先天下之忧而忧,后天下之乐而乐"的积极入世追求,又有义利两全的取舍思想。面对复杂的疾病,谋而后动,"不动声色,而措天下于泰山之安"。用药不偏不倚,抓住问题的"终始本末、上下精细、无所不尽",再"量度以取中,然后用之"。

程氏医学人物的成才,和世医家庭的早期教育息息相关,幼承庭训,家学渊源,他们从小受到家庭核心价值理念的熏陶,加上自己的主观努力,寻师访友,博采勤求,终于攀上医学科学的高峰。另外,徽州地区人文荟萃,文风鼎盛,新安程氏医学人物,也受到当时当地文人的影响,许多医家在文学方面功底深

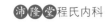

厚,造诣高深,因而都能著书立说,流传后世,这也是他们得以成才、成名的一个重要因素。由此可见,新安程氏医学的繁荣昌盛绝不是偶然的。

究天人之际,察古今之变,明存亡之道,晓兴衰之理。新安程氏沛隆堂家族300年历史给予我们不竭的思想宝库。"以铜为镜,可以正衣冠;以人为镜,可以明得失;以史为鉴,可以知兴替",其文化的核心价值理念,对于今人来说,具有借鉴参考作用和教育意义。

2.精益求精的工匠精神具有重要价值

历代沛隆堂人恪守着这样一条古训:修合虽无人见,天高必有仙知。就拿熬膏来说,有"一日浸渍,两日化胶,武火三熬,文火收膏"等16道传统工序,制膏看似平淡无常,但每一道工序都需要极大的耐心和技巧,好的人品才能造出高品质、有疗效的膏滋药。沛隆堂遵循严格的师徒传承规矩,徒弟要经过人品、技艺等各方面的测试,并经过几年试用后,才可正式跪拜入门。

制药如此,治学亦如此!伤寒学说的研究,是新安程氏医家学术思想的主要部分,"程派伤寒"始于明、清而延绵至今,是研究《伤寒论》的重要学派之一,该学派对《伤寒论》的研究在学术上自成一家,从经典到临床,都有独到的体会和认识,这些观点是十代人300年间不断研读、发覆、感悟,并经过反复的临床实践得到的,点点滴滴都是沛隆堂程氏内科学术特色的集中体现,也是新安医家对中医学术发展的重要贡献。

程氏医家认为,经典之核心在于其原创的思维,要认识这些独特思维,首先要做的就是对经典用字的澄清与训诂,如此才能充分认知和准确把握经典的原义。这也为研究《伤寒论》提供了新的方向和思路。"程派伤寒"成熟于近现代,依前贤戴震所云:"治经先考字义,次通文理,志存闻道,必空所依傍。"开启以经解经的注疏新风,其见解独特、逻辑严谨,在280余年的悠悠岁月中,一代代程氏医家前仆后继,以其丰富的经验、渊博的学识,对《伤寒论》中的疑难进行了广泛的讨论,对一些传统的观点进行了大胆细致的驳析,从而提出了许多新颖而独特的见解,形成了独具特色的"程氏伤寒"学术思想体系。

所谓的工匠精神就是这样,几十年如一日,甚至几百年如一日,始终如一、兢兢业业、非常严谨地做好一件事,而且乐在其中。沛隆堂是践行中国工匠精神的重要代表,在沛隆堂300多年的发展历程中,徽州中医药行业至少有几十万家堂口都随着时间推移消失在历史长河中,而沛隆堂把工匠精神融入自己的血脉,变成自己的价值观。

"沛德隆礼、精业岐黄"是沛隆堂历代传承的立业祖训,本身就蕴含着工匠精神,它是新安程氏在救死扶伤、师承传授、中药采摘制作过程中所追求的基本价值导向,是沛隆堂传统文化的主要内容,也是新安程氏家族走向世界并站稳脚跟的坚实根基。沛隆堂人的工匠精神代代相传,深入骨髓,成为基因,塑造出让病人信赖的百年老字号品牌。现如今,中医师承教育需要这样的工匠精神,新时代中医药事业的发展创新也离不开这样的工匠精神。

3.去芜存菁的创新精神具有重要价值

习近平总书记强调"中医药学是中国古代科学的瑰宝,也是打开中华文明宝库的钥匙""凝聚着深邃的哲学智慧和中华民族几千年的健康养生理念及其实践经验"。300年来,沛隆堂之所以能为一方百姓的健康做出不可磨灭的贡献,就在于其在传承创新中去芜存菁,积累了大量临床经验,孕育了独特的医学思想和理论。

中医药文化在中国文化发展中起着至关重要的作用,而它的继承和延续离不开一代又一代中医药人的薪火相传。众所周知,中医临床用药的一大特点是药材必须经过炮制才能入药,这也被视作中医药提高临床疗效的重要环节。沛隆堂医而兼药,历代医家在长期医疗活动中逐步积累经验,不断传授、继承、发展、完善制药理论和工艺,才建立起今天具有悠久历史和丰富内涵的沛隆堂炮制技术体系。

在医理方面,传承固然不易,而创新则更难。程门雪曾说:"渊博的中医学术中每一部分都有精有芜,只有多少之分,没有绝对的精芜,我们认为精华的精华中,就可能有糟粕存在,同样,在糟粕的糟粕中,亦可能有精华的存在,因此,去芜存菁是传承的关键。"

当前,中医研究中创新不足的问题仍有待关注。正确对待传承与创新的关系,应在继承与发展中不断创新,为中华传统医学注入新的生机和活力。程剑峰在全面继承程琴香学术思想的基础上,提出"三焦—腠理—九窍"的创新理论,将"程派伤寒"提升到新的高度,将古老的经方理论和现代分子细胞基因层面的机理认知探索相结合,将"一元气化"与组织、器官和人体系统的整体审视结合起来,搭建宏观与微观的桥梁。

程剑峰主张抛弃"六淫学说",从体质、从化的全新视角,去认识疾病发生的原因,有利于更好地实现中医与现代科学的融合。"六淫"病因学对中医的影响是相当深远的,几乎成了中医病因学说研究的基础,在审证求因的过程中,均自觉与不自觉地运用这套理论,对疾病进行"比较"与"归类"。程剑峰认为这种取类比象的方法推演出来的病因,明显是不具备实物性的。因此,风、寒、暑、湿、燥、火,实际上并非实物性病因,与疾病本身没有逻辑契合性。中医如何适应现代化的发展,尽快与现代科学对接、融合,一直是中医发展的难点,也是中医创新发展的方向,抛弃"六淫学说",无疑将加快中医与现代科学融合的脚步(图4-16)。

五行是指木、火、土、金、水五种元素,是中国古代哲学思想的重要内容。

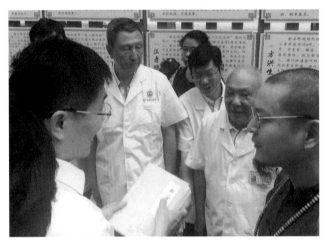

程剑峰受到中医药管理局局长于文明(左一)亲切接见

图4-16

在阴阳五行系统的语境下,五脏六腑都有各自的定义和比喻,比如心主血、肺主皮毛、脾主肌肉、肝主筋、肾主骨,把五脏和身体组织联系了起来。程剑峰认为,人体是一个复杂的整体,尽管五脏所主在客观上存在着一定的联系,但这种联系并不具有特异性,在很大程度上均出于五行归纳的需要。"阴阳五行"学说作为中国古代的一种朴素哲学理论,是古人用以认识世界和解释世界的一种世界观和方法论,但并非中华民族唯一的世界观和方法论,也并非传统中医的原发性思维,不少前贤深虑五行学说的科学性,可惜都没有将其推倒重构的勇气。程剑峰认为仲景的体系中,没有将人体的功能强行分割为五大系统,应当从历史发展的真实角度出发,正视中医的原发性思维,去芜存菁,中医才具备持久的力量。

文化自信是一个国家、一个民族发展中更基本、更深沉、更持久的力量。新安程氏医家一直致力于做中医药文化的传承者、输出者和推动者,在探索现代中医发展道路的过程中,沛隆堂始终不忘推动中医药文化的传承和创新。

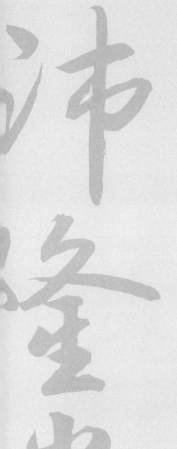

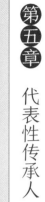

第一节
走近程剑峰

新安医学,肇自宋季,历经八百载,代代相传。程剑峰是省级非遗新安医学项目传承人,省级非遗沛隆堂程氏内科项目传承人,《新安养生》专著作者(图5-1、图5-2)。

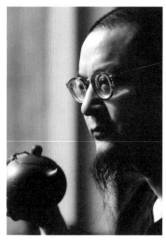

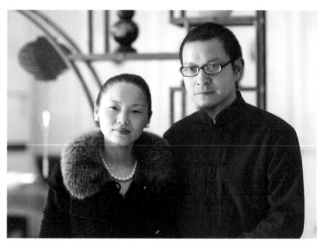

程剑峰近照   程剑峰与妻子郑文艳女士合影
—   —
图5-1   图5-2

程剑峰,字一剑,1971年生,从祖父程雪影、叔祖程琴香、师余锡铮、师王冲汉学医。确切地讲,是祖父程雪影把传承火炬交到了程剑峰的手中。新安程氏世代从医,到程剑峰已是第九代。

程剑峰天资丰厚,年幼时就聪慧过人。小时候学《医学三字经》,只经祖父稍事点拨,竟能了然,昭明大义。他的祖父程雪影也对他的天资之厚感到惊奇。由于程剑峰相貌举止与程雪影有几分神似,故邻里都称他为"小芋香"。作为世医家族,程雪影当然也把传承希望寄托在小小年纪的程剑峰身上,希望他能够攻读经书、传承家学,光宗耀祖。可是事与愿违,由于饱受"文革"摧残,身心憔悴,祖父程雪影终在程剑峰7岁时一病不起。临终前,程雪影将程剑峰托付给其弟程琴香。由于程剑峰颖悟绝伦,刻苦好学,因此最受程琴香的赏识,得到的传授最为精深。

程剑峰16岁入叔公程琴香之门,他励志学医的缘起还是因为自身患咯血病,被西医误诊为肺结核,久治不愈,后经程琴香治疗,得以痊愈。这一经历使他对中医产生了浓厚的兴趣。开始学医时,程剑峰苦读医籍,不论寒暑,十分专注。上至《灵枢》《素问》《难经》,下及古今名家,无所不及,却以《伤寒论》与《金匮要略》用功最勤。研习三年之后,程琴香给他讲“读万卷书行千里路”的道理,一个人一辈子若只待在一个小地方,眼光难免狭窄,自古成大器的医家,无不多方求教,拓开视野。于是,程剑峰决心离家远游,沿着先祖程门雪的足迹,寻师沪上。

程剑峰在外公程观富的大力扶持下,进修于上海曙光医院,拜于程门雪弟子俞锡铮、程门雪再传弟子王冲汉的门下,并曾持弟子之礼,问业于裘沛然先生。裘老一生酷爱读书,居所多置书橱,藏书竟逾十万卷,裘沛然儒学及古体诗造诣尤深,程门雪曾赞为“一时诗句动星辰”。程剑峰自幼在祖辈熏陶下,亦喜吟诗弄文,当时问学于裘老的学生甚众,却因为程剑峰精于诗韵,裘老对其钟爱有加。裘老所授的半夏泻心汤加减治疗慢性胃病、小青龙汤加减治疗咳喘、自创补泄理肾汤治疗慢性肾病,对程剑峰之后的临证影响极大。

程剑峰行医足迹几遍江南,一边行医,一边寻求有识之士,博采众长,不拘门户,凡遇高明医者便虚心求教,一度游学江浙,潜心研究“乌镇派”与孟河医派学术,囊得数家真传,遂集家学与诸位名师妙术于一身。后来,他曾随徽州名医程道南之女程瑜芬精研妇科,程瑜芬倡导周期论治,擅长治疗妇科不孕不育,在黄山市可谓家喻户晓,程剑峰随师程瑜芬时间虽短,却总结出了她的用药经验和学术专长。程瑜芬的高超医术,使程剑峰在妇科医理和临证诊疗上受惠不浅。

叔公程琴香当年圈点的《伤寒论》与《金匮要略》,无论程剑峰走到哪里,都经常翻阅。程琴香常谓:“学古人的经典,难免在皮相上停驻,摸不着其实质,这是没办法的事情,只有不断玩味,反复印证,才能得其中三昧。”正是叔公程琴香的这句话指明了程剑峰之后的努力方向,从研究到实践,从实践到研究,程剑峰数十年如一日不畏艰辛,努力为心中的梦想奋斗着。在他的办公桌上,我

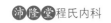

始终会看到厚厚一摞的医学工具书。他说:"医生这个行当,一定要勤学,只有博古通今,治疗方法上才能推陈出新,才能更好地治疗病人。"程剑峰白天行医,晚上看书写作,虽累,但因为喜爱,所以乐在其中。

为更好地传承与发展新安程氏医学,在黄山市诸位领导的关怀下,程剑峰几易医馆地址,目前在黄山市屯溪区设置医馆。

为了让祖传医术后继有人,他收了不少学医的弟子,很多弟子在他的精心指导下,已经能独当一面,这让其十分欣慰。然而,有一个现象让他很忧心,中医学绵亘2000余年,如今在信息爆炸的时代,新学科正以令人目眩的速度发展、更新,中医学正面临着前所未有的挑战,如何保持自身特色和优势,在技术革命的挑战中立于不败之地,正是这一代中医大家的担当。

程剑峰一生都在与病人打交道,他经常谆谆教导弟子们:"'水之积也不厚,则其浮大舟也无力',唯厚积方可薄发,医虽小道,却寄人生死,半由天资,半丈学力,天资聪颖者,每不肯力学,肯力学者又乏天资,偶有同好,当互相砥砺前行,人生苦短,学问无穷,须勤求古训,融会新知,只有近古人一分,才能换凡骨一分,别无他法。"

第二节
学理成就贡献

一、系统阐述仲景学说的贡献与价值,提高其学术指导地位

程剑峰注重对中医经典著作的研究,特别是对仲景学说理论体系的研究。他认为,《伤寒杂病论》是东汉张仲景论广《伊尹汤液经》,后经王叔和撰次的一部理论与实践相结合的医学典籍。《伤寒论》是在《伤寒杂病论》后世流传过程中逐渐离析出来的,以治疗伤寒为主要内容的专著。该书是我国现存最早的一部辨证论治专著,其所倡导的学术思想对后世产生了深远的影响,至今无

出其右者。

仲景学说是中医理论的重要组成部分，也一直是中医研究的重点。古今中外学者对《伤寒论》的研究，门派纷呈，著作颇丰，但大多数医家的研究，多是从各自的主张出发，对《伤寒论》的理论体系进行感知、判断、诠释，而忽略了仲景的思维源流与时代背景，这样就难以真正圆满地洞悉和实证仲景医疗体系的本来面目。

程剑峰认为，每种医学都有自己的主体诊疗模式，即独特的临床思路和诊疗规律，《伤寒论》也是如此，它的医学体系特点主要体现为两个方面：一是保留了汉代以前经方家古医道思辨模式，二是体现了张仲景对六病分治原创性的框架设计和构思。

程剑峰认为，中华医道，在传承过程中受哲学思辨的影响，发生了很大的变异，偏向于象思维，运用取象比类法建构藏象理论，认识疾病的状态和表现，说明生理病理现象。因此在构建中医药学理论体系中，仅仅关注五脏六腑基本功能的属性，对于组织结构方面（即形质方面）则鲜有论述，造成长期以来中医只言功能、不言固定组织结构（形质）的误区，而仲景在审查病变机理时，无论病因、病位、病性都有形有质。譬如对于外感病病因，程氏医家认为不可拘泥于"六淫"之说，外感邪气本身并没有寒热的差别，而是每个人体质不同，形藏有别，因此感受同一病邪，依从不同体质会出现不同的症状。我们制定方药时，更多的是要考虑疾病动态过程中的不同阶段的病理状态，这个病理状态包括三焦、气、血、精、津液、脉的盈虚通滞，升降出入，并审查腠理九窍的张弛变化，即结合致病的因素，流通的气、血、精、津液、脉，固定的组织结构三个方面进行分析，从而确定病因、病位、病性，结合病变本质，得出正确的病机结论。

经方辨证论治体系作为中医诊疗体系的精华，越来越被人们重视，深入把握其精神实质，运用现代科学方法对其进行整理和提高，已成为中医现代化和提高中医诊疗水平的迫切任务。

程剑峰潜心研究数十年，撷古采今，旁涉诸家，结合祖辈的传承和自己的心得体会，著有《沛隆堂〈伤寒论〉讲记》《沛隆堂〈金匮〉讲记》《沛隆堂〈神农本草经〉讲记》等讲义，有理论、有临床，深入浅出地介绍了仲景医疗体系，并广为宣讲，深受广大弟子欢迎。《沛隆堂〈伤寒论〉讲记》等书已经和安徽科学技术出版社达成协议，将陆续出版面世。

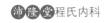

二、创形证辨治体系,重新解构中医理论

辨证论治作为中医理论的核心内容之一,已然是中医界的共识,因此中医临床是以辨证论治理论为指导的应用性学科。不讲辨证论治,就不是中医,就失去了中医最本质的特色。

程剑峰认为,中医科学发展的历史及其医学模式的演变,实际上是中华民族自我认识的历史,所以中医的辨证论治模式并非一成不变,也并非不可变革。

中医医学模式的"多元化"是中医的特点,传统中医的辨证论治模式从它的源流、哲学观和方法论来分,主要有形证辨治体系与象证辨治体系两种。形证辨治体系以仲景的《伤寒论》与《金匮要略》为代表,而象证辨治体系是以《内经》为代表,两者可以说是一源而双流,都来源于秦、汉之前的古医。但《内经》对古医进行了改造,套用了当时已经比较成熟的一些理论体系框架,如"阴阳五行"与"六淫"等学说,其理论在很大程度上并不是完全在临床实践的基础上产生的,有其假说、虚构和推演的成分在内。

由于历史和文化的多重原因,以《内经》为代表的辨象论治体系,在其后的漫长时期取得了权威地位,很多医家都在迁就、顺应这种理论体系,或削足适履或画蛇添足,纵然在现代自然科学飞速发展的今天,许多有深远意义的科学进展,都难以进入这个体系,这也是原有中医理论相对于临床和中药发展为什么明显滞后的主要原因。

中医的理论变革,一直是中医学术界讨论的热点,以《内经》为代表的中医理论与临床从一开始就不是同步发展的,两者之间缺乏内在的有机联系,建立在《内经》基础上的中医理论,很大程度上并不是在临床实践的基础上产生的,有其假说、虚构的成分存在。因此,需要一次质变,才能使中医理论体系更严密规范,能紧密地结合临床。为确切提高中医疗效,使之可重复、可推广,我们必须重新构建中医诊疗体系,这既是中西医结合的必由之路,亦是中医临床的迫切需求。

程剑峰认为,任何科学模式,其本质都是恒动不居的,中医学模式也是如此。由于历史条件和哲学的局限,中医在系统化、理论化方面还不完善,需要进一步整理、充实、丰富和提高。他在仲景"辨形证并治"的基础上,把实践和历史的检验作为重新解构中医理论体系的终极目标,对中医哲学观、系统论、功能模拟方式、控制信息方法判定标准以及学科方向等多方面,重新进行解构。

程剑峰运用"三焦—腠理—九窍"的创新理论,将古老的经方理论和现代分子细胞基因层面的机理认知探索相结合,将"一元气化"与组织、器官和人体系统的整体审视结合起来,搭建宏观与微观的桥梁。

程剑峰认为,中医要振兴,重中之重是要对中医经典进行还原研究,就是要拨开数千年历史烟尘的遮蔽,追溯原始经典发生的根源,如此才能弄清自己的家底。唐代大医孙思邈指出:"夫欲理病,先察其病源,候其病机。"仲景医学体系的辨形思维,即是按不同病机所致的证候进行归纳分类,这种方法论从意义上讲具有超前的科学认知,这也使得转变与发展现代中医新体系成为一种可能。

医学全球化的趋势必然带来东西方文明的碰撞、融合,中西医这样一种排斥性的两分法必须为一种崭新的观念所整合。程剑峰认为,东西方智慧与文化的会聚最终会表现在医学上,中医药事业正处在一个良好的发展期,辨治体系是决定中医药事业成败的关键。程剑峰勇于打开疆界,汲取现代医学最新成果,在继承优秀传统医学的基础上,构建新的医学体系,在中医发展史上起着重要的里程碑式的作用,功在当代,利在千秋。

三、变通古方,灵活施用

程剑峰从事临床工作30余载,为"程派伤寒"之集大成者,在经方运用方面积累了较丰富的临床经验,临证立方既不失古人之意,又不为古人之方所拘泥,有颇多创新之处。

程剑峰师从叔公程琴香先生,追随叔公20年,深得程琴香心传,他不仅继承了程琴香的学术思想和创新精神,还继承了其高尚的医德医风。程琴香在世时对程剑峰深加赞许。程剑峰治学严谨,广撷博采,遵古不泥,汇通中医药理论,又勇于创新,尤擅长中医内科疑难杂症。他善于变通古方,但反对墨守成规,主张灵活施治,又能独辟蹊径,创制新方,深受学界尊崇和病人爱戴。

如治疗失眠的防己地黄加半夏秫米汤,即在防己黄芪汤加半夏秫米。防己地黄汤出自《金匮要略方论·中风历节病脉证并治第五》,原文为:"防己地黄

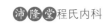

汤,治病如狂状,妄行独语不休,无寒热,其脉浮。"半夏秫米汤出自《内经》,后世方书及历代医家屡有记载,许多治疗失眠的传世之方也是以此为祖方,被誉为"治疗失眠第一方"。程剑峰常合用此二方治疗神经衰弱、更年期所致失眠,尤其是对于彻夜难眠者,疗效卓著。

四神煎首载于清《验方新编·腿部门》,医文云:"病在筋则伸不能屈,在骨则移动多限,久则日粗日肿,大腿日细,痛而无脓,颜色不变,成败症矣。立方四神煎:生黄芪半斤,远志肉、牛膝各三两,石斛四两,用水十碗煎二碗而入金银花二两,煎一碗,一气服之。"程剑峰在四神煎的基础上加威灵仙30克、白芍20克、桂枝12克、蜈蚣2条,用于治疗类风湿性关节炎瘀热互结,阳气内郁,不达于外,能迅速消肿止痛。

侯氏黑散,《金匮要略》中记录:"侯氏黑散,治大风,四肢烦重,心中恶寒不足者。《外台》治风癫。"程剑峰在此方的基础上加石菖蒲,治疗癫痫,效果显著。

胃与十二指肠溃疡是多发性疾病,胃、十二指肠黏膜有缺损,病人往往有周期性上腹部疼痛、吞酸等现象,多发于秋冬和冬春之交,情绪异常时易复发,体质虚寒者往往迁延不愈,程剑峰以桂枝加人参汤合失笑合方,方中人参与五灵脂配伍,虽属十九畏,但在临床上若能针对病变、病机相合,常常能收到预期的效果。

四、桃李不言,下自成蹊

程剑峰认为,师承教育为院校教育最有益的补充模式,沛隆堂国医馆作为省级非物质文化遗产传承基地,应当发挥非物质文化遗产传习授徒的平台作用。几十年如一日,通过他的教、帮、带、传,保护、挖掘了沛隆堂传统工艺,如膏方制作技艺、手工切片、泛丸等沛隆堂的传统工艺。

他还在诊病之余,开办研修班、进修班(图5-3),强化中医继续教育的重要性;亲自编写经典带教讲义并登坛亲授,从而促成和带动了沛隆堂诊疗经验传承,到带领一批弟子完成对《经方临证一得》等巨著的编写等,程剑峰都倾注了大量心血。

中医振兴靠人才,而人才的培养靠教育。沛隆堂家族300年来,中医朝朝有

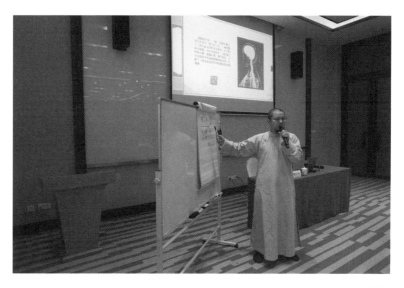

程剑峰在江苏无锡讲课
—
图5-3

发展,代代有名医,就是因为有一种行之有效的传承模式,那就是师承,而现在中医走向了衰落,到了几近灭亡的地步,则是因为我们抛弃了传统的师承,却没有寻找到一条更有效的教育模式。

程剑峰亲自带领徒弟学习,手把手教学,从中医最基础的识药、认药、辨药开始,让他们了解每一味中药的药性。学生跟着老师经历每一位病人的病症变化,从无到有,从轻到缓。程剑峰打破家族传承的惯例,提出"师傅传我,我传弟子,弟子互传"的中医师承教育模式。他不厌其烦地讲述其师和自身学术经验;对疑难病症的辨治,他精心点评;针对不同弟子,因材传教,让弟了感受师承教育的精华、体验中医的神奇疗效,将学术思想通过手把手的教导,转化成学生的临证思维,使中医传承人才培养与现代中医高等教育优势互补,逐步形成中医经验特色传承方式,学术氛围十分活跃。

中医学根植于中国传统文化,而传统文化根基又直接关系着人文修养,影响着中医的临床思维和悟性。程剑峰认为,中医文化的精髓在于"教化"而不在"教育",为此,程剑峰在传授过程中,要求弟子从中国传统文化中汲取精髓,体悟行医与做人蕴含的深刻哲理,加强人文修养,以期提高中医师承教育的效果。

第三节
临床诊疗特色

一、衷中参西治妇科

程氏医派一传十代,以内科与妇科见长,其秉承家学,博采众长,对妇科辨证论治颇有建树。

程剑峰认为任何一门学科的发展,都需打破封闭的模式,现代医学飞速发展,中医妇科固有的体系也应该相应地变化(图5-4)。中医辨病虽着眼整体,但仍嫌笼统,如阴道出血,古称"崩漏",但细究起来,就有功能失调性子宫出血、异位妊娠、子宫肌瘤、子宫内膜异位症和子宫内膜癌等诱因,若不加以辨析,仅仅按症状治疗,往往这个月崩漏止住了,下个月又淋漓不尽。若结合体征及微观指标,则可以在中医理论指导下重新认识病机,针对病机遣方用药。

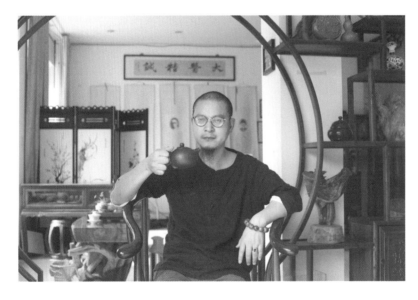

程剑峰近照

图5-4

但他坚持衷中参西的前提,是必须坚持运用中医理论思维认识疾病,从而体现中医防治疾病的优势和特色。

如对不孕症的治疗,受程瑜芬老师周期论治理论的影响,在具体治疗过程中,顺乎时序更替的变化,将四期生理和妇科诸疾的病理特点有机结合,制定出不同的周期调治法,并创立一系列自拟方剂。在他的调治下,许多家庭能尽享天伦,因此他被病人誉为"送子先生"。

长期以来,他对痛经的认识颇有建树,治疗痛经主张"见病知源,止痛为辅",提出痛经辨证虚瘀分治新见解,腹痛喜按多为虚,拒按异常则为瘀,简而易从,应用于临床疗效颇佳。如临床许多痛经者下血虽多,腹痛仍剧,瘀血下后痛势略缓,少顷又剧,反复发作,至经血愈多,腹痛愈甚,此类病人多见于子宫内膜异位症,治疗当活血化瘀、从实论治。

二、病证相合疗肾炎

汉代张仲景在《伤寒论》与《金匮要略》中以"某某病脉证并治"为题,先辨病后辨证,在辨明病后,列出该病各种不同的病机,予以论治。唐代《千金方》《外台秘要》等亦秉承汉代张仲景思想,以辨病为主,在专病专方基础上随证加减。程剑峰在深入研究中医经典理论的基础上,结合临床实践,认为先辨病、后辨证、再论治,才是中医诊治疾病的规律。

程剑峰认为,以辨病论治为主体、病证相合的诊疗模式是实现中医临床医学现代化的必由之路,特别是在肾病这类疑难病的临床诊治上,显得尤为重要。多年的临床实践表明,传统思路按"水肿""腰痛""尿血"等诊断肾炎不能完全满足临床实际需求,因为很多病人并没有这些表现,不少医家对肾病综合征大多按"水肿"进行病因病机分析和分型治疗,实际上水肿只是肾小球肾炎的临床表现之一,而且有些肾病综合征可以没有水肿,水肿消退并不等于肾小球病变缓解。

程剑峰认为,虽然引起急慢性肾炎的中医病因不尽相同,然追其根源,均系三焦、腠理、九窍功能发生了障碍。

现代医学认为,肾脏的代谢产物通过肾小球滤过屏障完成,肾小球滤过屏障非常复杂,至今为止,还没有完全清晰的原理和过程。程剑峰认为,肾小球滤

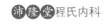

过屏障虽肉眼不可见,但它是血、津液流通的门户,就一定脱离不了"三焦—膜理—九窍"的开阖与通畅,人之肾通过调节肾膜理与窍道的开阖,控制全身津液的输布转化,以达到"气液宣通"。膜理闭塞则气液运行障碍,水湿停聚,故见水肿。窍道闭合不利,则下元不固,精微下泄,故见尿血、蛋白尿。肾病迁延日久,则会导致肾内膜理通道广泛症结闭塞、九窍启闭功能丧失、肾膜理萎闭。膜理萎闭,内外不得会通,从现代医学角度看,即是肾脏萎缩,肾小球结构破坏,呈球性硬化,相应肾小管萎缩,肾间质纤维化,肾动脉硬化管腔狭窄,最终演化成尿毒症,不得不依靠透析或肾移植完成肾脏替代治疗以延续生命。

　　针对肾脏膜理、九窍的病机特点,总的治疗原则是"通闭散结、使之于平",恢复膜理通利及九窍的开阖功能。若肾九窍开阖有度,膜理通畅,则津血得以输布,肾络得以灌渗。

　　如IgA肾病是目前最为多见的慢性肾病,以反复发作性肉眼或镜下血尿,肾小球系膜细胞增生,基质增多,伴广泛IgA沉积为特点的原发性肾小球疾病。程剑峰治疗IgA肾病有独特经验,在诊治中注意分期分证治疗,IgA肾病分急性期和慢性期,急性期以疏散郁热、解毒利咽、凉血止血为主,慢性期以益气补肾、化瘀止血为主。程氏治疗时有两个要点:一是针对诱因,急性期使用柴苓汤为主方,疏导三焦,选精良有力之品,截断病机,以防肾脏膜理萎闭;二是病久肾内膜理通道广泛症结闭塞,故补虚的同时要活血化瘀。程氏常用的方剂是桂枝茯苓丸合五苓散出入,有活血化瘀、利水之效,在补虚祛瘀的同时,酌情使用止血之品。

　　程氏治疗肾病强调辨证需与辨病相结合,从微观的角度去掌控宏观,微观与宏观相联系有利于临床用药,提高疗效,同时指出要重视中医药的治疗作用,尤应发挥中医药之长,以避西药副作用之短,该经验临床疗效确切,值得推广。

三、运转"神机"愈肿瘤

　　程剑峰认为"神机"运转失常是恶性肿瘤的发病关键,众所周知,肿瘤是机体的细胞异常增殖形成的,常表现为机体局部的异常组织团块。细胞周期的紊乱,细胞的不正常增殖都可能引发细胞癌变,细胞周期调控系统的每一个方面都有可能是导致细胞癌变的主要因素,然而迄今为止,这里面的具体机制还是一个谜。

程剑峰认为,"器为生化之宇",小到每个细胞都有识神藏于其间,以感应认识外界,表现为由"任物"到"处物"的意识思维感应认知过程,并后天随人的意志而转移,是神的低级层次。元神主内,宰生命,它以识神为功用,并受其良性调和,有赖于后天之精的培养和内脏信息的支持,以协调统领五脏六腑包括心脉在内的一切生理活动,为人体一切生命活动的根本,是神的高级层次。这与大脑皮层实际上是低级脑部位,而间脑是高级脑部位的现代医学观点相一致。因此,完全丧失大脑皮层(识神)只能导致机体成为植物状态,生命(元神)仍存在,心神不是生命的主宰者,脑、心、元神才是一切生命活动的根本,是人体生命的主宰者。

一旦脑、心、元神与识神之间的通道闭塞,"神机"不能运转,则机体的细胞异常增殖,从而形成恶性肿瘤。因此,运转"神机"是治疗肿瘤的关键。恶性肿瘤的研究起步较晚,很多医家对其病机缺乏整体的把控,将研究重心放在了效方和验药上,往往效果不佳。

《内经》云:"出入废则神机化灭,升降息则气立孤危。"无出入,就意味着生命体与外部环境的断绝,物质交换停止,化源告竭,于是"神机"化灭。无升降,就意味着体内气机止息,清阳不升,浊阴不降,精不化气,气不化精,物质能量不能转换,阴阳关格,生化告绝。程剑峰承袭了祖辈"形神兼治,以神治形"的学术理念,整体着眼于人体各部气机的升降,从而改变"神机"的失运状态。"气和而生,津液相成,神乃自生",气和就是使人体的精气上下、内外会通,因此程氏将"调三焦、通腠理、开九窍"视为恶性肿瘤的总体治则。

以往众多医家将邪毒稽留视为恶性肿瘤的病机,临床多用大剂量清热解毒或以毒攻毒等法,不但难以奏效,反而使得病人体质受到极大戕害。

程氏将"调三焦、通腠理、开九窍"视为恶性肿瘤的总体治则,临床视人体何部不利,利之则愈,因此并不限于一方一法的使用,而是三焦分治、三隧分调。譬如胃癌病人,病在中焦,故程氏灵活使用半夏泻心汤,并在原方的基础上加使其兼见的病机,加入木香、厚朴、莪术、壁虎、蜈蚣、鸡内金、藤梨根等药物。半夏泻心汤重用半夏,有降逆和胃、散结消痞之功,经他的方法治疗后,许多早期胃癌病人多能巧妙治愈。

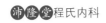

　　百病之始,必本于神,治病之道,先醒其神,神调则气顺,百病除矣！程氏运转"神机"治疗多种恶性肿瘤,取得满意疗效,可改善病人的生活质量,控制肿瘤发展,延长生存期。

第六章

当代作为（传承、保护、运用、发展）

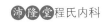

第一节
整理研究

国家《中医药创新发展规划纲要（2006—2020年）》提出，收集整理名老中医的学术思想、临床经验和用药方法并进行系统研究，建立高效的传承方法和个体化诊疗体系。整理研究沛隆堂程氏医派的临床经验、学术谱系对中医药学的发展和创新具有重要的学术价值和现实意义。

经过3年的努力，沛隆堂程氏医派的研究进入了崭新的阶段。

一、完善"流派基地"设施设备建设

充分利用现有场地、设施、设备等资源，建设完善新安程氏医派传承研究基地必需的场地与设施设备，其中包括"沛隆堂程氏内科传承基地"建设、资料阅览室建设、重点专科门诊系统建设。重视"沛隆堂程氏内科传承基地"流派文化设计与布局，以及学术与临床研究所需的软硬件设备配套建设，打造可持续开展流派学术与临床研究的条件，为流派的持续、深入传承发展夯实基础。

为了让沛隆堂程氏这个璀璨的中医流派一脉相承，并最大限度地保留其文化底蕴和精神，近年来，程剑峰和他的弟子们（图6-1）开展了对沛隆堂程氏医派的一系列抢救性传承工

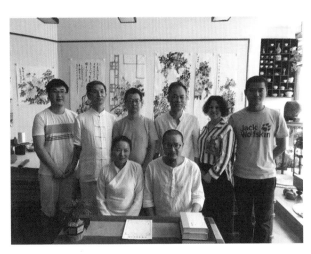

程剑峰和他的弟子们

图6-1

作。在筹建安徽第一家以中医文化为特色的传统书院——门雪书院的同时,致力于收集、研究和整理散落的中医古籍与资料,推进新安程氏文化的研究、交流、教育和普及,对濒危的文化精髓进行抢救和传承,守住新安程氏医派文化的根,培养造就更多新一代的新安程氏医派传人。

沛隆堂程氏医派的同人们挖掘、搜集、整理了新安程氏遗留的历史资料,初步厘清和绘制了新安程氏创始人、主要传承人和继承人的谱系,基本还原了新安程氏起源、迁徙、行医的主要脉络。征集和收集了部分主要传承人的历史资料,包括批阅的中医经典著作、手写的医学札记、临证医案和弟子保存的临证记录等珍贵的历史资料,选择底本、影印、校勘、注释、今译、索引、序跋、类编等,采取以重点收藏保护为主的原则,最大限度地使年代久远的沛隆堂程氏医派珍本书籍及资料得以保存下来。

由于多数新安程氏古医籍无标点,阅读和使用困难,加之有些医籍经过历代翻刻传抄,沛隆堂程氏医派的同人们认真对新安程氏古医籍加以研究,并在此基础上进行校勘、诠释、今译,出版新安程氏历代医著,使之得以更好地传承。

门雪书院建成后,将以此为传承基地,通过统筹发挥大学、政府、新安医学研究中心在医派传承中的优势作用,使沛隆堂医派文物古籍、资料的研究和保护工作步入科学化、规范化的道路,更好地研究、保护新安医学瑰宝。

二、开展流派学术传承研究

认真总结梳理新安程氏医派历史渊源、传承脉络、历代传人;收集学术著作、医事医话;归纳提炼学术思想;发掘其临床经验、优势病种、特色技术;探索流派学术观点的突破和创新。

通过修复、展示新安程氏医派传承人的珍贵历史文物,挖掘新安程氏医派的文化渊源,探访新安程氏医派的发祥地和迁徙地,搜集新安程氏医派的历史档案、民间轶事、医德医风以及程氏医派的历史变迁、迁徙和行医中有一定影响力的事件,以展示新安程氏医派传承人的风采。通过建立网站、微信公众号等平台,扩大新安程氏医派的知名度,通过参加国内学术交流与其他流派的交流(图6-2),吸取和丰富学术思想,扩大学派的社会知名度和学术

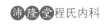
影响力。

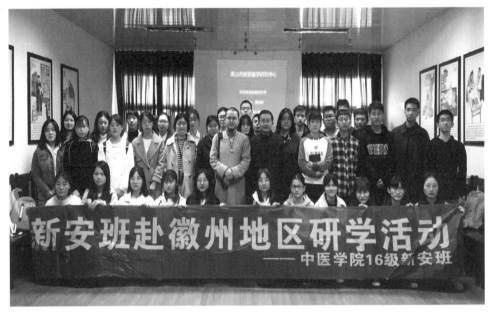

安徽中医药大学
新安班访学团

图6-2

通过对学术思想、临证经验和用药规律的系统整理,程剑峰总结出了消化道病(萎缩性胃炎、胆结石、肝硬化)、肾病(肾病综合征、IgA肾病、肾功能不全)、妇科病(不孕不育、子宫肌瘤、卵巢囊肿、痛经)、肿瘤病等新安程氏特色优势病种的临证经验。将上述疾病的证候、辨证依据、治疗要点、用药规律、特色方向和诊疗技术等内容,结合现代新理论、新方法,开展了系列新研究,总结了新安程氏医派的临床经验。通过科学研究,指定并推广了治疗疑难病的诊疗方案。

新安程氏医派起源于古徽州婺源,以中医内科和中医妇科闻名于大江南北,尤其是以运用经方治疗疑难杂症而盛名于世,善用固本培元、阴阳会通法,重视家传心法的应用,法宗仲景《伤寒论》与《金匮要略》,具有比较完整的理论体系。

第九代传承人程剑峰在继承家传医术的基础上,与时俱进、有所发展,他在数十年临床经验的基础上,引经据典,别树一帜地提出了一整套经方运用体系,包括理、法、方、药各个方面,并得到临床验证。以IgA肾病为例:IgA肾病是大量免疫复合物沉积在肾小球系膜区的一种原发性肾小球疾病，临床上以血尿或蛋白尿为主要表现，是我国最常见的原发性肾小球疾病。西医学在其发病机理和诊断方面有较深研究，治疗方面尚无特效药物，但已确定和肾小球滤过屏障息息相关，肾小球滤过屏障最外层为足细胞及其足突间形成的裂隙隔膜，具有选择性滤过、信号转导等功能。程剑峰认为，肾脏足细胞裂隙隔膜就是肾脏的窍道，也属于人体"九窍之一"，张仲景早在《金匮要略》中已提出"勿令九窍闭塞"的治疗思想，肾脏足细胞裂隙隔膜窍闭是IgA肾病之由，宗于"勿令窍闭"的重要法则，根据疾病的不同阶段，采用"行营卫"和"通脏脉"两种方法，临床治疗过程中需根据病程初久、正气强弱等权衡取舍，临床运用小柴胡汤、五苓散等经方配合蝉蜕、白僵蚕等开窍之品，能迅速延缓肾功能恶化，从而提高病人的生活质量，达到临床治愈的目的。早在十年前，慢性肾病发病率就一直在攀升，程剑峰很早就预见了该病的流行趋势，在国内率先提出用"通三焦、行腠理、开九窍"来防治慢性肾病，创制并运用了多首经方，因疗效显著而沿用至今。

三、方药研发

程剑峰挖掘、整理、研究、筛选出了一批沛隆堂程氏内科医家应用基础良好、临床效果明确、经济实用并具有传统特色的诊疗方法及中药新剂型（膏、丹、丸、散）以及专病文献研究、学术思想、文献整理研究等。

恶性肿瘤、慢性肾病等是严重影响病人生活质量的疑难病，目前尚无特效药及根治的方法。开展祖辈治疗疑难病的经验总结，以寻找并开发切实有效的中医药治疗方法，是解决疑难病治疗瓶颈的有效途径之一。

程剑峰选择一些疑难病、难治性疾病或当前缺乏有效药物的病种，作为中药新药研发创新的目标适应证。他认为中药新药研发是一个不断探索、循证和利弊权衡的过程，中药新药对于疑难病、难治病或罕见病是否安全有效，应以科学的研究数据作为依据，因此他提倡避免将中医中药神秘化、巫术化，动不动就以"秘方""偏方"等自居。

新安程氏临诊素以"师古而不泥古"著称，在治疗疑难诸疾之时，颇有自家风范。十世传承，临床诊疗中总结与创新并举，在治疗肿瘤、妇科疑难病、慢性

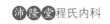

肾病等方面旗帜鲜明、疗效显著。

在治疗乳腺增生方面,新安程氏总结出乳癖散结系列方药,对病人气滞血瘀所致的乳腺增生、乳房疼痛、乳房肿块、胸腔胀满诸症,临床疗效明显。且新安程氏不顽固守旧,敢于结合西医学方法,对病人采取活血化瘀,疏通经络气血恢复卵巢功能,调节性激素间相对平衡之法,故乳癖散结系列方药研制总结了本病因气机郁结、痰凝血瘀之病机,运用科学的思路以辨证和辨病相结合的科学配方使剂型达到量化、标准化的水平,拓展了中医治疗乳腺增生的范围。

新安程氏对慢性肾病、慢性间质性肾病的治疗善用经方,创制系列肾病方药治疗肾病,并与《金匮要略》水气等篇章紧密结合。在治疗蛋白尿时,现代医学认为,肾小球滤过膜机械及电荷屏障被破坏,足突消失,足细胞脱落凋亡,基底膜裸露,从而产生大量蛋白尿。新安程氏宗于"勿令窍闭"的重要法则,根据疾病的不同阶段、病患体质、临床表现及肾脏病理类型,创制系列肾病方药,选用针对靶点明确的药物,将辨病、辨证、现代药理、传统药性等理论综合起来,对慢性肾病、慢性间质性肾病的治疗有所突破。

新安程氏认为,对于流派的传承研究,当注意三个中心,即以名老中医为中心、以继承人为中心、以临床实践为中心,并充分运用现代信息化技术,为中医流派传承提供科学支撑。

第二节
传承教育

新安中医文化源远流长,名医荟萃,名馆辉煌。但如今却面临着技艺失传、品牌萎缩的窘况。当年徽州本土"翼农""同德仁""程合春""沛隆堂"四大药号,曾主宰整个鄂、浙、皖三省的中药市场,如今"翼农""程合春"已经销声匿迹,"同德仁"也是"门前冷落车马稀",唯独"沛隆堂"一家沿袭前店后馆的传统医馆模式,新安医学非遗保护面临严峻考验。

沛隆堂老字号蕴含着新安医药文化的精髓,具有世代传承的独特技艺,可靠的产品、优秀的理念和深厚的文化积淀,是徽州存活的历史和文物,承载着几代人的情感。

黄山市沛隆堂国医馆作为非物质文化遗产传承基地,一直发挥着非物质文化遗产传习授徒的平台作用,通过非物质文化遗产代表性传承人的教、帮、带、传活动,形成良性的非遗保护机制,彰显特色文化,力争成为流派师承教育的标杆。

程门雪可谓是中国近代中医教育的先驱者,他培桃育李,滋兰树蕙。在他担任上海中医学院院长期间,对中医现代教育事业做出较大贡献。他提倡学习中医首先要做到继承,没有在继承上狠下功夫,就谈不上整理发扬,因此要求学生多读经典医著,随师临诊抄方、书写脉案,理论联系实际,学以致用。在教学上,他主张古为今用,百家争鸣,不拘门户之见,这些传承教学思想,迄今仍对中医药教育具有现实意义。

师承教育是历代培养中医的一条主要途径,但是随着近现代院校教育的发展,师承教育有被冷落甚至断层的趋势。院校教育虽然可以大批量培养中医学生,但是中医的精髓不是在学校的几年工夫就可以真正掌握的。程剑峰认为的"薪火相传",需要老师的言传身教,学生在潜移默化中掌握老师的学术思想。

从2016年开始,程剑峰打破家族祖训,广开门户,立志传承中医国粹,先后遴选盛杖、陈中沛、程博正、程仕堂、徐金锁、陈海滨等入室弟子,作为学术继承人培养。收徒不受家族限制,只要自愿拜师者,都会一视同仁,传授医术;但择徒并没有降低标准,"沛德隆礼、精业岐黄"还是程氏择徒的主要标准,事先考验品德、悟性、勤奋三个方面的性情,保证了传人的可塑性。

按沛隆堂古制,师徒相授,需经发蒙、侍诊、试诊、行医、再学习五个阶段,发蒙是学习中医基础知识;侍诊是了解中医如何治病,理论与临床初步结合的阶段;试诊是指导临床实践的阶段,尤其注重对医家的再培养和再学习的过程。

当代社会教育水平不断提高,采取多种多样的方式,根据学生需求的不同,分别采取临证实习班、短期讲习班以及专题讲座等方式(图6-3),并采用师承与学校教育相结合的复合形式,与当地及其他省市专科学校积极配合,通过形式多样、实用灵活的传承方式,保证了传承的科学性和有效性,通过道术同授、理法共传的传承内涵,保证了传承的延续性和创新性。

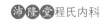

新安程氏的传承形式有其自身的特点,就是立足经典教学。仲景医学体系是传承的重点, 对培养学生的中医临床思维与掌握中医专业知识有着重要意义。传承的首要任务是针对上述的三大弊端重新探索一个新的教育模式,培养自己的人才体系,弥补当下中医院校教育之不足。通过回归经典、医药一体、中西互补,全面传承新安程氏学术思想和经验,形成教学特色。

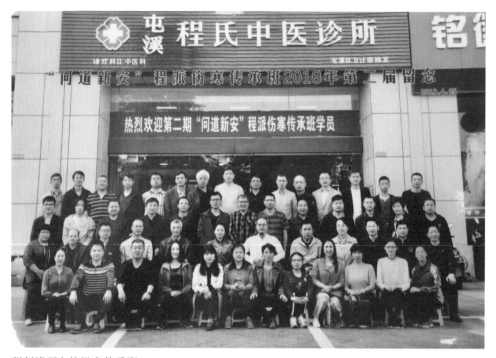

程剑峰开办的经方传承班

图6-3

中医传统的师承教育,具有关系亲密、教学方式灵活、注重个性专长、突出实践技能等特点,既经千百年发展、历史验证符合中医人才的成长规律,又对传承中医药文化、传播中医药理念、发挥中医药特色优势等具有不可替代的重要作用。

黄山市委、市政府高度重视对新安程氏医派的传承和弘扬,将新安程氏列为新安医学振兴工程重点培育对象,通过招商形式扶持沛隆堂在"非遗创业园"新建占地2.5亩的医学研究所,用于医派的传承与弘扬。

第三节
临床运用

　　新安程氏医派是明末清初源出古徽州婺源的一大地域性医学流派，已传承十代，历三百载，在全国影响很大，其高深的学术造诣、丰富的临床经验，在中医界享有"不见新安程，不知医道深"的美誉，对中国医学的发展做出了卓越的贡献。

　　沛隆堂程氏第九代传人程剑峰，在全面秉承程氏历代先贤的学术基础上，结合自己30年的临床知识，临证素以"师古而不泥古"著称，在治疗内科、妇科诸疾时，颇有自家风范，十世传承，临床诊疗中，总结与创新并举，在治疗肿瘤、肾病、不孕不育、痛经、崩漏、子宫肌瘤等方面特色鲜明，疗效显著。

　　在治疗肿瘤方面，新安程氏认为"神机"运转失常是恶性肿瘤的发病关键，逐渐总结出一套行之有效的分期综合防治肿瘤的诊疗方案，并开发出治疗肿瘤的系列方剂（图6-4）。

　　胃癌是发生在胃黏膜上皮组织的恶性肿瘤，是消化系统最常见的恶性肿瘤之一，发病率在我国居第2位。近年来，以根治性手术切除为主的综合治疗虽然使胃癌病人的病情得到明显改善，但术后仍有近一半以上的病人会出现复发与转移。程剑峰在肿瘤疾病治疗方面具有丰富的临床经验，治疗中注重辨病与辨证相结合，善于从病位与病性入手，调和气机升降，创制加味半夏泻心汤和加味麦门

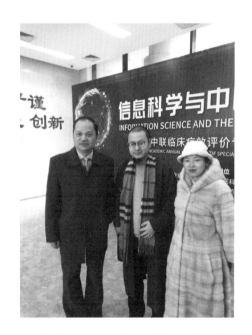

程剑峰夫妇与中国中医科学院基础理论研究所所长胡镜清（左一）合影

图6-4

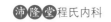

冬汤等诸多经典方剂加减治疗多种肿瘤疾病及其并发症,取得了显著疗效。半夏泻心汤的基本病机是中虚痞满、气机升降失常、寒热互结,在《伤寒论》中虽为误下之证,但也可出现在多种外感病与内伤病之中。新安程氏认为此方只要病机相同,均可灵活用之,尤其对胃癌及萎缩性胃炎具有较高的临床应用价值。

程剑峰在临床工作中发现,中焦升降失常为诸多消化道恶性肿瘤的主要病机,肿瘤发病咎由不通,麦门冬汤是另一张调理中焦升降失常的方子。《神农本草经百种录》中记载麦门冬有治疗"心腹结气"的功效,而且能"补续胃中之阴气",因此,十分契合胃癌病人见羸瘦短气的病机。

三焦气机通畅,是实现天人相应、形与神俱的保证,是脏腑藏泄有序、经络气血畅达的基础,也是调控细胞不正常增殖而诱发细胞癌变的关键,因此加减半夏泻心汤与加减麦门冬汤不仅可以治疗胃癌,亦能治疗萎缩性胃炎,并防止其癌化。

以下提供程剑峰先生临床运用新安程氏医派理论治疗消化道恶性肿瘤验案一则,以供同道参考指正。

胃癌术后案

胡某某,男,62岁,2013年3月16日初诊。病人胃脘胀满疼痛半年有余,2月前在黄山市人民医院查胃镜诊断为癌,随即住院手术治疗。术后病理示贲门腺癌。

刻诊:左上腹部胀满不适,纳食不佳,时有隐痛,神疲乏力,形体消瘦,有时咯白色黏稠痰,量多,夜不成寐,大便溏薄,一日三行,舌淡白,苔薄少,脉濡滑。属正虚邪恋证,治以和胃降逆,开结散痞,缓急止痛。处以加味半夏泻心方。

组成:半夏9克,黄连6克,黄芩6克,干姜9克,炙甘草6克,党参15克,八月札12克,生蒲黄12克,五灵脂6克,藤梨根30克,虎杖15克,厚朴12克,白芍15克,莪术9克。

二诊:胃脘胀痛不适稍有好转,饮食稍增,夜寐转香,精神转佳,咯痰较前明显减少,大便成形,一日一行,舌淡白,苔薄少,脉濡滑。药已起效,效不更方,原方加蛇舌草15克,14帖。

三诊:胃脘胀痛不适较前又有好转,饮食转香,夜寐尚安,偶有咯痰,大便成形,一日一行,舌淡白,苔薄少,脉濡滑。上方去远志,加炒积壳10克,14帖。

四诊:胃脘稍有胀满不适,纳食尚可,夜寐安,无咯痰,大便成形,一日一行。此后上方加减出入,共调理半年有余,病人纳食香,精神可,二便调,夜寐佳。

在治疗不孕不育方面,程氏总结仲景经方,结合现代医学方法,对病人调经促排卵,临床疗效显著。新安程氏从不顽固守旧,敢于结合现代医学研究,从微观和循证医学的角度验证经方的科学性。"气""血""精""津液""脉"为人体生身之本,人体在正常情况下,气血的生化与运行都在"神机"的调控下有序进行,一旦患病,便气血瘀滞,"神机"对胞宫失去调控,月经不能如期而至,或阻碍两精相合,最终导致不孕。常见的病理因素则是水与瘀互结,积于胞中,瘀滞不能成孕,或因宫寒宫热不能摄精成孕,治疗上"重在扶阳,贵在利水,妙在调神,功在疏通"为特点,并重视随月经周期的变化,调整用药,于月经第一日至第十日,重在扶阳,促使卵泡能正常生化,致月经第十日后,卵子发育日渐成熟之时,加进益气通络药物,促卵排出。

下面提供程剑峰先生临床运用新安程氏医派理论治疗不孕不育验案一则以供同道参考指正。

不孕不育案

江某,女,36岁。2013年4月求诊于程氏中医诊所。自诉结婚8年来,未避孕未孕。平素月经周期基本正常,经量略少,色淡红,无血块,经来时有腹痛。初诊月经干净。

经查:子宫及附件未见异常。性激素六项(于月经第3天检查):促卵泡成熟激素(FSH)6.8 mlU/ml,促黄体生成素(LH)0.62 mlU/ml,雌二醇(ESG III)93.20 pmol/ml,黄体酮(PRGE)0.36 hmol/L,睾酮(TSTO)L0.19 hmol/L,垂体泌乳素(PRL)116.40 mlU/L。

刻诊:面色萎黄,神疲少气,失眠多梦,口淡无味,纳食尚可,舌淡,苔薄白,脉濡,予温经汤。

组成:吴茱萸9克,川芎9克,白芍9克,当归9克,党参9克,炙甘草9克,阿胶9克(烊),牡丹皮9克,麦冬30克,半夏9克,生姜9克,桂枝9克,10帖。

二诊:服上药仍觉神疲少气,守上方干姜6克,10帖。

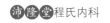

服药后复查:守上方治疗4个月后复查(2013年7月)。性激素六项:促卵泡成熟激素(FSH)8.9 mlU/ml,促黄体生成素(LH)5.52 mlU/ml,雌二醇(ESGⅢ)145.4 pmol/ml,黄体酮(PRGE)0.82 hmol/L,睾酮(TSTO)L0.32 hmol/L,垂体泌乳素(PRL)128.06 mlU/L。

2013年10月,守上方治疗3个月后,月经45日未至,发现怀孕。停药后,孕期正常,后产一健康男婴。

沛隆堂程氏医派,前后跨越3个世纪,其影响也从晚清、民国直至新中国成立后。沛隆堂医术,几乎遍及赣、皖、沪,直至日本,可谓盛极一时。正由于沛隆堂程氏医派名家各有千秋的诊疗技艺,造就了诸多名医。

新安程氏医派在近300年的传承中,虽说历经沧桑,然而非但未被漫漫的历史长河所淹埋,反而在历史的积淀中,迎来了一次又一次的繁荣与昌盛,这得益于新安程氏医派独特的传承模式,以及对人才培养的重视。

在信息日新月异的新时代,"酒香也怕巷子深",新安程氏医派作为中医药文化的精粹部分,应该从徽州古巷深宅中走出来。中国文化包括中医药文化,在现代社会的历程中,会有更大的影响力,必将走向世界,贡献于全球。任何一种优秀的文化,都必然是世界的,新安程氏医派亦如是。